의사가 당신에게 알려주지 않는

다이어트 비밀 43가지

의 사 가 당 신 에 게 알 려 주 지 않 는

다이어트 비밀 43가지

이준숙 지음

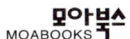

모아북스
MOABOOKS

차 례

다이어트에 관한 유쾌하고 때때로 진지한 의문점

전 세계에는 2만 6천 가지의 다이어트 법이 있다

주변을 둘러보면 다이어트를 하는 사람들이 한두 명이 아니다. 그들은 '더 예뻐지고 싶어서', '취업을 위해서', '건강해지고 싶어서' 등 다양한 목적만큼이나 다양한 다이어트 법으로 더 날씬해질 그날을 위해 전력 질주를 한다.

그러나 〈워싱턴 포스트〉지에 의하면 다이어트를 실시한 200명의 도전자 중에 목표치의 체중에 도달한 사람은 불과 10명에 불과했다.

또한 그 중에서 어느 정도 시간이 지나고도 그 체중을 유지한 사람은 불과 한 사람이었다고 한다. 놀랍게도 다이어트는 그 실패율이 99.5%나 되는 것이다!

지난 70년간 세상에서는 무려 2만 6천 가지의 다이어트 법이 유행처럼 등장했다가 사라지기를 반복해 왔다. 그리고 무수한 사람들이 홍수에 휩쓸리듯이 그 2만 6천 가지의 다이어트를 실시하고 그중 99.5%가 실패했다. 반대로 다이어트 관련 기구와 약, 병원들의 수익은 기하급수적으로 늘어났다. 동시에 비만율도 더 증가했다.

즉 이처럼 수많은 노력들에도 불구하고 기하급수적으로 늘어나는 비만률은 결국 기존의 다이어트들이 그 효과를 상실했거나 애초에 잘못된 길이었음을 보여주고 있다. 게다가 급증하는 비만률 앞에서 속수무책으로 실패하는 다이어트들로 인해 "세상 모든 다이어트는 살을 찌우기 위해 존재한다."는 다이어트 격언까지 등장했다.

당신은 비만에 대해서 얼마나 알고 있는가?

그럼에도 사람들은 왜 실패투성이 다이어트에 미련을 버리지 못하는 것일까?

여러 요인이 있겠지만 그 중 가장 큰 것은 비만에 대한 두려움, 비만을 죄악시하도록 만드는 사회적인 분위기다. 우리는 비만에 대해 온갖 부정적인 생각들을 가지고 있다. 살을 빼지 않으면 모든 일이 잘 풀리지 않을 것이며, 부당한 대접을 받을 것이라고 생각한다. 실제로 뚱뚱한 사람은 날씬한 사람에 비해 외모적으로 얻는 이점은 적고 손해 보는 것은 많다.

둘째, 나날이 높아지는 비만 관련 질병들도 우리를 강박적인 다이어트로 내모는 요소다. 비만은 고혈압, 당뇨, 심장질환, 암 등 우리의 수명을 단축시키는 치명적인 질환들과 연결되어 있으며, 비만 인구가 늘어날수록 이런 질환들도 더 기승을 부리고 있다. 상황이 이렇다 보니 비만 탈출이 하나의 국민 건강 슬로건처럼 여겨지는 것도 무리는 아니다.

그러나 이같은 다이어트 열풍이 긍정적 결과만 가져오는 것은 아니다. 혹 잘못된 다이어트 또한 비만 자체만큼이나 몸에 많은 문제를 불러온다는 사실을 아는가? 오히려 다이어트를 하기 전보다 더 뚱뚱해지거나 다른 질병까지 덤으로 얻게 되는 일도 비일비재하다. 그렇다면 과연 우리는 다이어트를 멈춰야 하는 걸까?

그러나 그것은 좋은 답이 아니며 긍정적 해답을 찾으려면 다이어트를 하되, 건강한 다이어트를 하는 것에 초점이 맞춰져야 한다. 그러나 현실은 이와 다르다. 장담하건대 다이어트에 돌입하기 전에 비만에 대해 제대로 알고 시작하는 사람은 백 명에 한 명도 되지 않을 것이다. 비만이 어떻게 생겨나는지, 어떻게 하면 건강하게 살을 뺄 수 있는지, 다이어트의 긍정적인 면과 부정적인 면은 무엇인지 제대로 아는 것이 다이어트의 중요한 사전 준비임에도 불구하고, 대부분은 이 과정을 과감하게 생략해 버리는 것이다.

그리고 이 같은 의식적, 무의식적 외면은 생각보다 심각한 결과를 초래하고 있다. 거식증에 걸려 죽는 사람들은 나날이 늘어나고, 다이어트 후유증으로 인한 과도한 요요현상으로 더 많은 대가를 치르는가 하면, 영양결핍, 신체 교란, 더 나아가 정신과적 문제들까지 봇물처럼 터져 나오고 있다.

어쩌면 이미 다이어트의 무서운 후폭풍을 막아내기에는 늦었는지도 모른다. 그러나 우리에게는 한 가지 희망이 있다. 다이어트는 결국 자신의 소유인 자기 몸을 돌보는 일이고, 따라서 선택권도 자기에게 있다는 점이다. 즉 비만에 대해 보다 상세히 앎으로써 비만이 생겨나는 메커니즘과 그것을 극복하는 방법에 대한 잘못된 상식들을 교정하면, 다이어트만 하면 살을 뺄 수 있다는 믿음, 방법이야 어떻든 살만 빼면 된다는 믿음도 교정할 수 있게 된다.

완벽한 다이어트는 존재하는가?

단 한 번의 다이어트로 평생 동안 적정 체중을 유지하는 것을 불가능하다. 다이어트 전문가도, 의사들도, 심리학자들도 그런 완벽한 다이어트는 없다고 말한다. 그럼에도 우리는 이러쿵저러쿵하는 이론들을 왕도라고 믿고, 완벽한 다이어트에 대한 환상에 젖어든다. 거듭 말하지만 완벽한 다이어트는 없다. 그저 건강한 다이어트와 그렇지 않은 다이어트가 있을 뿐이다.

굶거나 약을 먹고 스스로를 괴롭히면서 전투적으로 살을 빼는 것은 결코 효과적이지 않다. 그것이 건강하지 못한 다이어트라는 것은 그 자신도 잘 알 것이다. 따라서 팔을 걷어 부치고 '완벽하다고 여겨지는 다이어트'에 달려드는 대신, 내가 추구하는 건강하고 날씬한 사람들의 세계를 관찰하고, 그들의 습관을 분석하고, 그것에서 얻은 교훈을 시행하고, 자신에게 맞게 자연스럽게 다듬어가는 것이 장기적으로 볼 때 훨씬 이득이다.

지금껏 해왔던 다이어트가 실패했다고 해서 자신을 원망하지 말자. 지금껏 우리는 최선을 다했으며, 비록 값비싼 대가를 치르긴 했지만 그 방법들이 별 효과가 없다는 중요한 사실도 알게 되었다.

이제 방법은 하나다. 지금까지의 다이어트들이 불러온 무리한 결과들을 거울삼아 보다 건강한 다이어트를 시행하고, 그것으로 인해 하루하루 변해가는 자신의 모습을 즐기는 것이다.

다이어트에 성공하기 위해서는 어떻게 해야 하는가?

우리는 다이어트를 위해 많은 식단을 준비하고, 약을 먹거나 병원을 가고, 숨이 찰 만큼 힘든 운동을 한다. 그러면서도 정작 평상시 건강하게 살수 있는 습관들은 간과하고 만다. 단지 몸의 무게만 빠지면 그 다이어트는 성공이라고 생각한다.

그러나 다이어트에 몰두하는 하루 두 시간보다 그 나머지 22시간이 더 중요하다는 것을 두말할 필요가 없다. 무리한 다이어트의 해악을 깨달은 많은 다이어트 전문가들이 비만을 생활 습관 병으로 규정하고 심리, 행동 치료를 병행하고 있는 것도 그런 이유에서다. 또한 독한 화학 물질로 구성된 살 빼는 약 대신 기본적인 영양 불균형을 해소하는 기능성 치료제들의 역할이 커지고 있는 것도 같은 맥락에서다.

우리 몸은 생각보다 복잡하고 지혜롭다. 비만은 단순히 많이 먹고 이지 않아 생긴 병이라기보다는 우리 몸 전체를 구성하는 세포와 혈액, 뼈와 장기, 더 나아가 영양의 균형, 생활의 균형, 이 모든 밸런스가 한계치에 이르렀다는 것을 의미한다. 그럼에도 무리한 운동과 독한 살 빼는 약만이 비만을 해결할 수 있다고 믿는 것은 어리석은 일이다.

이 책은 혹독한 다이어트, 병원 맹신주의 등 우리가 다이어트에서 흔히 빠질 수 있는 함정들을 경고하고, 더 나아가 장기적으로 우리 삶을 더 건강하게 만드는 다이어트 방법에 대한 길잡이다. 다이어트를 계획하고 있다면, 또는 잘못된 다이어트로 인해 괴로움을 겪은 경험이 있다면, 또는 더 건강하게 살고 싶다면, 지금 이 책의 첫 장을 열어봐야 할 것이다.

제 1 장

너무나 알고 싶지만
알 수 없었던
다이어트의 비밀

다이어트가 당신을 병들게 한다

한 언론사의 설문조사에 의하면 한국 여성 78%가 다이어트를 해 본 경험이 있다고 한다. 이는 10명 중에 8명이 몸무게를 줄이기 위해 운동을 하거나 절식과 단식, 혹은 약 복용, 체형 관리 등을 시도해 본 적이 있다는 것이다. 뿐만 아니라 이처럼 다이어트가 인기인데도 여전히 한국 여성 70%가 자신을 뚱뚱하다고 생각한다고 한다.

종종 한국에 사는 외국인들에게 "과연 한국 여성들이 뚱뚱하다고 생각합니까?"라고 물어보면 대부분은 한국 여성들은 날씬한 편이며, 왜 다이어트를 하는지 이해가 안 된다고 답한다. 물론 이는 나라마다 사람마다 보는 기준이 달라서일 수도 있다. 그러나 단순히 몸매에 대한 취향이 다르다고 말하기에는 미심쩍은 부분이 있다. 우리나라의 다이어트 약 소비량은 브라질과 아르헨티나 다음으로 세계 3위다. 살이 출렁대는 거대한 비만 인구들이 차고 넘치는 수많은 서양 국가들을 물리치고, 자그마한 체구를 가진 동양의 나라가 '동메달'을 차지한 셈이다.

실제로 우리는 뚱뚱한 사람들을 지나치게 박대한다. 물론 비만은 여러 현대병과 난치병을 불러오는 원인이 된다는 점에서 개선되어야 할 문제다. 그러나 그 압박감의 무게가 크다 보니 모두들 비만을 두려워하거나 뚱뚱한 사람들에게 비난의 화살을 던진다.

또한 자신은 절대 뚱뚱해져서는 안 되며, 조금이라도 살이 찌면 빼야 한다는 강박에 시달린다. 여러 공기업과 민간 기업들의 면접장에서 "뚱뚱한 건 자기관리 능력의 부족"이라며 불합격시키는 등의 편견적 태도가 돌출한 것만 봐도 비만에 대한 사회적 압박이 얼마나 큰지 잘 알 수 있다. 또한 통계적으로 확실히 공개된 것은 아니지만 뚱뚱한 사람보다는 날씬한 사람, 특히 여성의 경우 외모가 사회생활에서 여러 영향을 미친다는 것은 공공연히 알려진 이야기다.

최근 몇 년 간 다이어트 시장 규모가 하루가 다르게 커진 것도 이런 외모지상주의와 연관이 있다. 최근 다이어트 시장의 증가는 하나의 세계적인 추세로서, 그 중에서도 우리나라의 다이어트 시장은 1992년 다이어트 붐이 일기 시작한 이후로 매해 40% 신장이라는 놀라운 성장률을 기록하고 있다.

삼성경제연구소의 조사 결과에 따르면 2001년 1조 원, 2002년 2조 원이었던 시장은 현재 3조 원을 돌파했으며, 40% 상승세가 꺼지지 않고 있다. 우리나라에서 손꼽히는 대도시인 부산시의 한 해 예산이 6조 원이라는 점에서 우리가 얼마나 큰돈을 다이어트에 쏟아 붓고 있는지 짐작이 갈 것이다.

그렇다면 왜 이렇게 우리는 다이어트에 목을 매는 것일까? 다이어트라는 단어를 사전에서 찾아보면 다음과 같은 설명이 나와 있다.

다이어트 : 살이 찌지 않도록 먹는 것을 제한하는 일

많은 이들이 다이어트라고 하면 "살을 뺀다"는 위의 사전적 의미를 떠올린다. 그러나 더 중요한 것은 이 뒤에 숨겨진 진짜 목적이다. 다이어트는 물론 식습관 조절이 중심 틀이지만 그 뒤에는 살을 빼서 건강과 활력을 되찾자는 또 다른 목적이 존재한다. 그러나 많은 다이어트 도전자들이 이 부분에는 큰 관심을 두지 않는다. 그들에게 다이어트란 '더 예뻐지기 위해' 한번쯤 시도해 봐야 할 유행이며, 아름다워지기 위해 반드시 거쳐야 할 달콤한 고난일 뿐이다.

다이어트 본연의 목적과는 거리가 먼 다이어트 방법이 판을 치는 것도 이 같은 통념적인 생각들 때문이다. 이런 통념들은 심각한 부작용을 낳는 다이어트 약, 그다지 효과도 없는 돈만 비싼 슬림 제품들, 지방 흡입술, 반짝 유행 다이어트 등 이른바 돈 드는 다이어트 상품들을 부축이는 가장 큰 요인이 되었다.

더 큰 문제는 무턱대고 이런 제품들을 사용할 경우 부작용이라는 심각한 복병까지 만나게 된다는 점이다.

최근 들어 다이어트 부작용은 심각한 사회 문제로까지 발전했다. 두통과 어지러움, 피로, 골다공증, 변비와 같은 몸의 불균형은 물론, 모든 노력을 물거품으로 돌리는 요요현상, 목숨을 위협하는 폭식증과 거식증, 정신질환까지 수많은 다이어트 부작용들이 우리들의 몸을 위협하고 있다.

실제로 다이어트를 하는 많은 사람들이 대부분 우울증을 경험하고 있으며, 80% 넘는 사람이 요요현상으로 인해 절망에 빠진다. 그러나 대개는

실패하고 또 실패하면서도 자신을 몰아쳐대면서 다이어트 강박, 다이어트 만능주의를 키우고 있다.

최근 들어 다이어트를 하다가 목숨을 잃은 이들을 어떻게 생각하는가? 바보스럽다는 느낌이 드는가?

그러나 그 일이 내게는 일어나지 않으리라는 보장은 없다. 다이어트의 위험을 경고하는 목소리가 점점 높아지고 있음에도 불구하고, 여전히 한국은 다이어트에 대한 집단 노이로제에 걸려 있기 때문이다.

이 같은 상황에서 이번 장은 '건강과 활력을 되찾는 일'이라는 다이어트의 본 목적을 이해하고, 더 나아가 잘못된 다이어트 환경에 놓인 우리의 현실을 잘 살펴 제대로 된 길을 더듬어가는 여정이 될 것이다.

이제부터 지나치면 독이 되는 다이어트, 그 덫에 사로잡힌 사람들을 만나보고, 우리 자신은 어디쯤에 서 있는지 살펴보도록 하자.

무리한 다이어트는 각종 질환을 일으킨다

사람의 기분은 여러 요인들에 의해 항상 변한다. 햇살이나 습도 등의 환경적 요인도 있고 심리적인 이유 때문에 슬퍼지고 가라앉기도 한다. 하지만 이런 '우울한 기분'과 '우울증'은 확연히 다르다.

일반적으로 우울증에 걸리면 온종일 우울한 기분이 들며 아침에 특히 심해진다. 식욕은 없는데 체중은 늘고 불면증과 두통, 소화불량에 걸리기도 한다. 또한 주변의 모든 것에 흥미를 잃게 되고 불안감에 휩싸이며 집중력도 감퇴된다. 이 같은 우울증이 깊어지면 자살 유혹까지 느끼게 된다.

그런데 문제는 다이어트에 실패할 때도 이런 우울증이 나타난다는 점이다. 이는 다이어트 경험자 70~80%가 다이어트로 인해 우울한 기분을 경험했다는 통계만 봐도 잘 알 수 있다. 이들은 짧은 기간 동안 급격한 감량을 원했다가 그것에 실패하자 다이어트를 반복하면서 몸과 마음이 지쳐 우울한 기분을 느낀다. 또한 다이어트에 성공한 사람도 곧바로 찾아오는 요요현상으로 인해 우울증에 걸리며, 최근에는 다이어트 관련 약품 부작용으로 우울증에 걸리기도 한다.

실례로 최근 유럽연합국 내에서 유명 다이어트의 약 복용 후 우울증으로 인해 자살을 시도하는 사례가 증가했는데, 독일에서는 무려 4건이 벌어졌다.

특히 다이어트로 인한 우울증은 거식증이나 폭식증 같은 증상과 함께 오는 경우가 많아 정신적 고통은 물론 육체적 고통에까지 시달리게 된다.

다음은 다이어트로 인한 각종 질환을 예방하는 방법이니 다이어트를 실시하기 전에 반드시 짚고 넘어가야 할 것이다.

다이어트로 인해 각종 질환에 걸리지 않으려면

1. 무리한 목표치를 설정하지 않는다.
2. 단식이나 극심한 절식 등을 피하고 운동과 함께 병행한다.
3. 한 번 실패했다고 실망하지 말아야 한다.
4. 항상 즐거운 마음으로 시작해야 한다.

다이어트 질환을 극복하려면

1. 자연 풍경에 가까이 머물고 그럴 수 없는 환경이라면 화초 등을 키운다.
2. 음악을 많이 듣고 조용히 명상을 하면 우울증에 좋은 세로토닌 호르몬*이 생성된다.
3. 산책이나 외출을 즐겨 햇살을 많이 쮠다.
4. 유산소 운동을 자주 하여 엔돌핀을 발생시킨다.
5. 사탕이나 초콜릿처럼 단 음식은 산성 식품으로서 불안, 초조, 흥분을 유발하므로 가급적으로 피한다.
6. 과음과 흡연을 삼가 한다.
7. 가족이나 친구들과 많은 시간을 갖고 대화한다.

※ 세로토닌 호르몬이란?
　혈액이 응고할 때 혈소판(血小板)으로부터 혈청(血淸) 속으로 방출되는 혈관수축작용을 하는 물질

지나치면 독이 되는
다이어트의 비밀은 무엇인가?

2007년 이탈리아의 한 거리에 충격적인 대형 광고판이 붙었다. 패션 브랜드인 '놀리타(Nolita)'가 거식증 환자 모델을 내세워 만든 누드 광고였다. 여기에는 "거식증은 그만(No Anorexia)"이라는 문구가 적혀 있었다.

이 광고는 얼마 안 가 큰 논란을 불러 일으켰다. 거식증의 무서움을 알리는 데 일조했다는 긍정적인 반응이 있는가 하면, 일부 사람들은 "너무 끔찍한 사진을 상업 광고에 실었다."며 불쾌한 반응을 표출했다. 그러나 상업성을 떠나 이 사진은 우리 현실을 적나라하게 보여주고 있다.

이 광고에 등장한 거식증 환자는 프랑스의 여성 모델인 27세의 이사벨 카로다. 카로는 지난 15년 동안 거식증을 앓아왔는데, 165cm의 키에 몸무게는 31kg에 불과했다. 그녀는 여러 인터뷰를 통해, 더 말라야 아름다운 모델이 될 수 있다는 강박 때문에 거식증에 걸렸고, 지금까지 무수한 고통을 겪었다고 회고했다. 또한 "내 모습을 보고 여성들이 지나친 다이어트를 중단하기를 원한다."고 간절하게 호소했다.

모델 거식증 사례는 비단 카로뿐만이 아니다. 우루과이에서도 자매 모델인 루이셀과 엘리아나가 거식증으로 6개월 사이 차례차례 사망하는 일이 벌어졌다.

언니 루이셀은 몸매를 유지하려고 상추와 다이어트 콜라만 마셔오다가 2006년 8월 몬테비데오에서 열린 패션쇼에서 갑자기 쓰러지면서 숨을 거두었다. 사인은 식욕 감퇴로 인한 심장마비였다. 동생 엘리아나도 얼마 뒤 영양 결핍증을 견디지 못하고 자택에서 숨진 채 발견되었다. 엘리아나의 사망 당시 그녀의 체질량 지수(BMI)는 세계보건기구(WHO)가 규정한 '기아 상태'에도 미치지 못했다고 한다.

이런 상황은 중남미에서도 계속되고 있다. 브라질에서는 170㎝에 몸무게 38㎏의 모델 지망생인 열네 살 소녀가 거식증으로 사망했고, 그 외에 많은 평범한 소녀들도 거식증으로 목숨을 잃었다.

결국 유럽과 중남미는 모델들의 안타까운 죽음을 막기 위해 '말라깽이 모델 추방 운동' 등 강력한 대응을 내세웠는데, 모델들의 거식증이 모델을 선망하는 청소년들의 거식증 등으로 번질 수 있다는 판단 때문이었다. 실제로 다이어트로 인한 식사 장애 환자 10명 중 2명은 청소년이다.

그러나 극단적 부작용에 속하는 거식증 외에도 다이어트 부작용은 다양한 형태로 나타난다.

첫째, 가장 흔히 나타나는 부작용은 구토, 어지러움, 변비, 골다공증, 위장장애 등 육체 상태의 변화다.

이는 단식이나 급격한 식사량 감소 및 초저열량식을 섭취하는 경우 자주 나타나는데, 식사량 감소가 영양 결핍을 초래하거나 변의 부피를 줄어들게 해서 나타나는 현상이다.

둘째, 다이어트 부작용은 우울증을 불러온다.

이는 다이어트를 했는데도 목표한 체중 감량에 성공하지 못하고 요요 현상이 반복되어 체중이 오히려 늘 때 자주 발생하며, 다이어트 경험자 대부분이 겪는 부작용이다. 우울증을 앓게 되면 외출을 피하게 되어 신체 활동량이 줄고 에너지 소비가 줄어 오히려 살이 더 찌게 된다.

셋째, 가장 무서운 부작용은 바로 앞에서 언급한 식사 장애다.

식사 장애란 다이어트를 음식과 집착적으로 연결시켜 병적으로 섭식을 제한하는 것이다.

거식증 환자들은 일일이 음식 칼로리를 계산하고, 식사 일지를 기록하고, 먹자마자 체중을 달아보는 등 극도로 예민한 모습을 보인다. 또한 식욕을 이기지 못해 폭식을 한 뒤에는 손가락을 목구멍에 넣어 토해내는 일도 흔하다.

위와 같은 식사 장애가 반복되면 심한 탈모증은 물론 구토로 인해 위와 식도가 손상되고, 잇몸이 상하고 치아의 에나멜이 부식된다. 더 심하면 혈관과 침샘이 부어오르고, 전해질 불균형으로 신장 및 심장 기능이 저하

된다. 가장 큰 문제는 식사 장애가 동반하는 우울증으로 인해 환자 10명 중 한 명은 자살로 생을 마감한다는 점이다. 게다가 많은 전문가들이 향후 5년 내에 식사 장애 환자들이 폭증할 것이라고 경고하고 있어, 식사 장애의 공포는 더 커지게 될 전망이다. 현재 프랑스의 경우 3만 명의 거식증 환자가 있고, 우리나라의 거식증 환자도 1만 명에 달한다는 점에서, 이 같은 전망은 그 현실성이 가중되고 있다.

여기서 스페인의 예를 보자. 스페인에는 현재 끔찍한 다이어트를 부추기는 웹사이트들이 500개 넘게 있다. 이들은 2주간 가장 적은 칼로리를 섭취한 사람에게 훈장을 수여한다. 또한 하루 150칼로리 미만을 먹는 사람에게 9점을 주고, 24시간 단식에 성공하는 사람에겐 최대 점수인 10점을 부여하는 방식으로 참가자들을 경쟁에 붙인다.

또한 물 0.5 *l* 만 마시며 견디는 사람, 다이어트 약을 먹는 사람은 추가 점수를 딴다. 결국 마드리드 보건 당국은 '적게 먹기' 점수제가 영양실조를 유발한다는 의사들의 경고에 따라, 이 사이트를 상대로 소송을 제기했다.

그러나 이 같은 거식증 열풍에 동참하는 것은 비단 이 웹사이트들만이 아니다. 마른 몸매를 찬양하며 자신들의 제품들을 광고하는 수많은 다이어트 관련 제품들도 일면에서 보면 거식증 찬양과 다를 바 없다. 그들은 절대로 자신들의 제품을 썼을 때 나타날 수 있는 부작용을 경고하지 않고, 더 마르기를 원하는 여성들은 쉽게 그 마수에 걸려들고 있다.

그러나 사회 현상은 인간의 욕망을 반영한다. 즉 사회적 경향을 따지기 전에 먼저 다이어트를 대하는 우리의 태도도 생각해봐야 한다.

언제부터인가 우리는 무언가를 집착적으로 해내려는 강한 승부 욕망을 가지게 되었다. 그리고 이제는 그 혹독한 잣대를 우리 자신의 몸에까지 들이밀고 있다. 거식증이나 우울증, 경쟁적인 살빼기 노력들도 알고 보면 우리가 자신에게 적용하는 엄격한 잣대다. 그래서 여기서 한 치라도 벗어나면 박탈감과 우울증에 시달린다.

그러나 우리 몸에 필요한 것은 냉혹한 채찍질이 아닌 달래기와 보호다. 예를 들어 다이어트를 할 때는 식사 조절이나 운동 못지않게 스트레스를 줄이는 일이 가장 많이 필요하다. 다이어트가 지옥이 될 때, 그 다이어트는 100 퍼센트 실패로 돌아갈 수밖에 없다는 점을 꼭 기억해야 한다.

거식증 전도사 프로아나, 청소년들을 노린다

현재 우리나라에는 약 1만 명의 거식증 환자가 있다. 그러나 아직 밝혀지지 않은 수치와 다른 섭식 장애 환자까지 포함하면 그 수는 훨씬 늘어날 것으로 보인다. 문제는 그럼에도 아직도 거식증과 체중 미달을 부추기는 요소들이 많다는 점이다. 그 중에 가장 큰 충격을 몰고 온 사례가 있다. 바로 프로아나라는 거식증 찬양자들의 활동이다.

프로아나(pro-ana)란 찬성을 뜻하는 프로(pro)와 거식증을 뜻하는 아노렉시아(anorexia)가 합쳐져 만들어진 신조어로, 거식증에 걸리고 싶어 하는 사람들을 일컫는 말이다. 이 프로아나들은 마른 몸매를 추종함으로써 극단적인 거식증을 찬양하는데, 서구 젊은 여성들 사이에만 유행처럼 번지다가 최근 우리나라에서도 여러 포털사이트 카페를 통해 서서히 그 모습을 드러내고 있다. 이들은 약물과 극단적인 금식 등 거식증 환자가 되는 방법을 공유하고 점점 깡말라가는 모습을 사진과 함께 올린다. 게다가 "배고플 때는 화장실 청소를 해라, 역겨운 행동을 해서 입맛을 달아나게 하라, 혀를 면도칼로 베어서라도 먹지 말라." 등의 끔찍한 수칙까지 만들어서 경쟁적으로 살을 뺀다.

문제는 이 프로아나의 영향력이 생각보다 심각하며, 그 영향이 성인 여성은 물론 어린 청소년들의 문화에까지 침입하고 있다는 점이다.

한 국내 언론이 서울 지역 여고생 193명, 초등학생 고학년 175명을 대상으로 '다이어트와 식사장애'에 관한 설문조사를 실시한 결과 여고생의 65.3%, 초등학생의 36.6%가 다이어트 경험이 있는 것으로 나타났다. 또한 이들 중 식사 장애 위험군도 여고생 12.4%, 초등학생 11.4%로 비슷하게 나타나 이 질환의 연령대가 점차 낮아지고 있음을 보여주었다.

이 중에 얼마나 많은 아이들이 프로아나에 대해 알고 있는지는 모르지만, 위의 결과는 이들이 얼마든지 프로아나로 발전할 수 있음을 보여준다. 즉 어른들의 깡마른 체형에 대한 선호와 앞뒤 가리지 않는 살 빼기가 아이들에게까지 영향을 미치고 있는 것이다.

거식증 자가진단 테스트

1. 먹는 것이 무섭다.

2. 먹어도 맛을 느끼지 못한다.

3. 단식을 반복한다.

4. 폭식을 하고 후회한다.

5. 음식 한 그릇을 다 먹지 못한다.

6. 나는 뚱뚱하다고 생각한다.

7. 음식에 대한 혐오가 있다.

8. 운동을 지나치게 하고 약을 사용한다.

9. 구토를 한다.

10. 우울한 기분이 잦다.

11. 탈모 증상이 나타난다.

12. 생리가 멈춰 있다.

13. 사람들을 만나기가 싫다.

14. 어지럼증을 느끼거나 쓰러진 적이 있다.

15. 추위를 쉽게 느낀다.

16. 열등감과 불안감을 느낀다.

5개 이상 : 거식증 의심

9개 이상 : 치료 필요

14개 이상 : 심각한 거식증

다이어트, 왕도는 있는가?

　지구상에는 2만 6천여 가지가 넘는 많은 다이어트 방법들이 존재한다. 이는 다이어트도 바람처럼 찾아와 바람처럼 사라지는 유행과 비슷하며, 단언컨대 다이어트에는 왕도라는 것이 존재하지 않는다는 점을 반증한다. 정말로 왕도가 있었더라면, 2만 6천여 가지의 다이어트들이 제각각의 정당성을 주장하면서 앞 다투어 사람들을 현혹시키는 일도 일어나지 않았을 테니 말이다.

　그러나 우리가 다이어트의 위험성을 논의하는 지금 이 순간에서도 어떤 이들은 또다시 더 새로운 다이어트 법을 찾아 헤매고 있다. 뿐만 아니라, 다이어트 경쟁이라는 말을 방불케 할 만큼 다양한 다이어트가 시행되고 있는 요즘, 어떤 다이어트는 전혀 과학적으로 증명되지 않은 기괴한 방법들을 바이블인 듯 제시한다.

　한 사례로, 중국의 한 여가수는 회충으로 다이어트를 해서 성공했다는 이야기를 공개해 포털사이트의 검색 폭주를 일으켰다. 회충을 먹으면 마음껏 먹어도 살이 찌지 않는다는 것이다. 언뜻 봐도 이는 효과를 입증하기 어려울뿐더러, 나아가 건강을 위협하는 비위생적인 방법임을 알 수 있다. 물론 어처구니없거나 허무맹랑한 다이어트 방법은 그저 한 귀로 흘리면 그만일 수 있다. 그러나 다이어트 시장에서 바이블로 여겨지는 많은 다이어트들이라고 해서 크게 다를까? 아닐 것이다. 이런 다이어트들 또한 여전히 90% 이상의 실패율, 또는 치명적인 약점을 가지고 있기 때문이다.

한때 선풍적인 인기를 끌었던 원 푸드 다이어트를 보자.

이 다이어트는 토마토, 포도처럼 한 가지 식품만 먹는 다이어트를 말한다. 이는 단기간에 살을 뺄 수 있다는 장점이 있으나, 장기간 실시하면 심각한 영양 결핍을 일으킨다. 예를 들어 과일로 원 푸드 다이어트를 하면, 칼로리는 적지만 단백질이나 미네랄이 부족해 신진대사에 나쁜 영향을 주고 지나친 당분을 섭취해 문제가 될 수 있다. 또한 열량 공급이 부족해지면서 기초대사량이 떨어져, 다시 정상적인 식사를 할 경우 다이어트 전보다 오히려 살이 찌는 요요현상이 나타난다.

또한 고기와 지방 음식은 마음껏 먹되 탄수화물은 전혀 먹지 않는 황제 다이어트의 경우도 마찬가지다. 이 다이어트는 고지방, 고칼로리 요법인 만큼 포만감은 있지만 체지방보다는 주로 수분이 빠지고, 단백질 대사 과정에서 생긴 질소 노폐물 때문에 신장에 무리가 올 수 있다.

또 다른 유명 다이어트 법인 덴마크 다이어트도 여전히 위험성이 있다. 덴마크 다이어트는 탄수화물 없이 달걀과 야채를 이용한 고단백 저칼로리 식단이 화학 작용을 일으켜 살을 빼준다는 원리인데, 2주간 잘 이행하면 7~12kg까지 살을 뺄 수 있지만 식단을 정확히 지켜야 하고, 다이어트를 끝낸 뒤 당질을 섭취하면 체중이 다시 증가한다.

아마 이 글을 읽고 나서는 "그래도 다이어트 바이블은 있어. 바로 운동이야."라고 생각하는 사람도 있을 것이다. 물론 운동은 다이어트에 반드시 필요한 요소지만 다이어트에 절대적인 요소는 아니다. 운동을 열심히 했는데도 살이 빠지지 않는 사람도 적지 않기 때문이다. 우리나라 남자의 72%, 여자의 42%가 다이어트에는 식이요법보다 운동이 중요하다고 생각하고, 파워워킹, 필라테스, 요가, 댄스 등 많은 운동들이 각광받고 있지만, 정작 여기에 등록해 운동을 하면서 살을 빼는 데 성공한 사람은 많지 않을 것이다.

그 이유는 운동을 하면 대개 입맛이 더 좋아져 더 많이 먹게 되기 때문이다. 무심코 운동 전후로, 또는 운동을 해서 안심이라는 생각에 한 입 두 입 더 먹게 되는 식사, 중간 중간의 간식이 운동 효과를 도루묵으로 만든다. 예를 들어 35분간 3Km 걷기, 15분간 2.4Km 달리기는 제법 힘든 운동임에도 소모되는 칼로리가 150kcal에 불과하다. 반면 우리가 허기를 달래기 위해 먹는 저열량식이라 여겨지는 국수 한 그릇은 600kcal에 달한다.

또한 날씬한 몸매를 원하는 여성들이 자주 찾는 필라테스나 요가, 댄스 등도 사실상 유연성 증가 면에서는 좋은 효과를 보이지만, 살 빼는 문제에서는 드라마틱한 효과를 기대하기 힘들다. 게다가 꾸준히 다녀야 하는 강박이 앞서 오랜 시간 지속하는 것도 쉽지 않다.

실제로 요가나 필라테스의 경우 1시간 내내 강도 높게 해도 빠지는 칼로리는 250Kcal에 불과하다. 이는 커피 한 잔에 도넛 하나를 먹으면 금방 되돌아갈 만한 칼로리다. (본문 109쪽 참고)

즉 먹는 것만 바꿔서, 또는 운동만 해서 살을 빼겠다는 우리의 다이어트 상식은 잘못된 것이다.

앞으로 찬찬히 살펴보게 되겠지만, 다이어트를 광신하는시대에 우리는 한 가지 사실을 잊지 말아야 한다. 모든 다이어트는 장 단점을 가진다는 점이다. 또한 건강과 활력 등 근본적인 부분에 중점을 맞춰 적절하게 혼합되고 균형 잡힌 다이어트만이 다이어트로 인해 몸을 망치거나 아무 효과도 볼 수 없는 상황을 바꿀 수 있다.

이제는 전문가가 말하는 것만 믿거나, 세세한 다이어트 목록들에 크게 집착지 말자. 대신 크게 보고 가늠해서 내가 나를 진단하고 내게 맞는 다이어트 방법을 찾고, 더불어 다이어트가 끝났을 때 만족감과 자신감을 안겨주어야 한다. 즉 이 장에서 말하는 핵심은 하나다. 세상에는 수많은 다이어트가 존재하지만 절대적 다이어트는 존재하지 않는다는 점이다.

다이어트에 관한 대표적인 두 가지 거짓말

편안하게 있어도 살이 빠진다?

간혹 TV 홈쇼핑을 보면 그저 가만히 누워 있기만 해도 기계가 알아서 운동을 시켜준다거나 기계를 작동하고 조금만 힘을 들여도 탄탄한 배를 만들 수 있다고 광고하는 것을 볼 수 있다. 놀라운 것은 많은 사람들이 직접 움직여서 땀을 흘리지 않아도 살을 빼준다는 이 터무니없는 주장을 쉽게 믿는다는 점이다.

우리가 다이어트를 위해 운동을 하는 것은 근육 세포가 지방을 연소하도록 만들어 몸의 지방을 줄이기 위해서다. 하지만 기계에 의존하면 비록 몸은 움직여도 그것은 꼭두각시가 끈에 의해 움직이는 것과 같아 운동량은 거의 제로다.

근육 세포가 만들어내는 에너지로 운동하는 것이 아니라, 기계의 동력에 의해 움직이는 것이기 때문이다. 그런가 하면 많은 클리닉이나 헬스센터에서 군살이 집중적으로 붙은 곳에 강한 바람이나 물줄기, 진동 혹은 저주파를 쏘아 지방을 뒤흔들기도 하는데 이 역시 극히 보조적인 역할에 불과하다. 즉 체중 감량은 몸이 직접 움직여 체지방이 연소되면서 이루어지는 만큼 외부의 동력에 의존하는 것은 별다른 효과를 볼 수 없다.

부분적으로 살을 빼는 것이 가능하다?

많은 이들이 헬스 코치나 다이어트 전문가들에게 "다른 데는 괜찮고 그냥 배하고 허벅지 살만 좀 뺄 수 없을까요?" 라고 묻는다. 그러나 이는 정말 난감한 요구다. 물론 이 요구를 들어주는 방법도 있긴 하다. 바로 지방흡입수술을 하는 것이다.

지방을 줄이는 것은 몸 전체의 일이고, 전체적으로 살이 빠져야만 특정 부위도 사이즈가 줄어든다. 또한 살이 많이 붙은 곳은 오히려 가장 늦게 빠지는 만큼 더 꾸준한 운동이 필요하다. 즉 외과적인 수술을 하지 않는 한 특정 부위만 살을 빼는 것은 불가능하다.

다만 운동으로 특정 부위를 타이트하게 만들 수는 있다. 예를 들어 윗몸 일으키기를 꾸준히 하면 배의 지방은 줄일 수 없지만 배 근육을 탄탄하게 만들어 군살이 처지는 것을 다소 막을 수는 있다.

우리 몸, 과거로 돌아가야 하는 이유

애초에 다이어트가 탄생하게 된 기원을 떠나, 오늘날의 다이어트에는 두 가지 목적이 존재한다. 하나는 더 아름다운 외모를 가지기 위함이고, 또 하나의 목적은 더 건강해지기 위해서다.

세계 보건 기구에서는 건강에 대한 정의를 "건강이란 신체적 정신적 그리고 사회적으로 완전하게 양호한 상태이며 단순히 질병이 없거나 허약하지 않다는 것만은 아니다."라고 정의한다. 즉 건강이란 신체적으로 튼튼하고 정신적으로 안정되고 신체의 대사기능이 정상적으로 이루어지는 상태를 말한다.

이는 지나친 다이어트로 인해 거식증에 걸린 사람, 병적으로 다이어트에 집착하는 사람, 더 나아가 몸매 유지에 전전긍긍하는 사람의 모습에서는 한참 떨어져 있다는 점을 알 수 있다. 즉 다이어트로 더 건강해지는 경우가 있는가 하면, 사람을 병들게 하는 다이어트도 있으며, 최근의 다이어트 경향은 불행하게도 후자에 치중되어 있는 느낌이 강하다. 그렇다면 여성의 몸, 그 중에서도 살집이 있는 몸은 왜 천대받게 되었을까?

이는 결코 시대의 변화와 무관하지 않다. 이른바 개인을 브랜드화하는 자본주의 사회가 심화되면서 몸에 대한 숭배가 생겨났고, 아름다움이 칭송의 대상을 넘어 한 사람의 가치를 뜻하게 되었기 때문이다.

이는 지난 50년간 여성의 몸을 바라보는 시각의 변화에서도 뚜렷하게 드러난다.

예를 들어 50년대에는 마릴린 먼로처럼 풍만하고 살집이 있는 몸매가 대표적인 미의 기준이었다. 그러나 70년대 경제 부흥기로 들어서면서 날씬함이 미의 기준으로 대두되기 시작했다. 그리고 이처럼 아름다움의 기준이 날씬함으로 바뀌기 시작하면서, 뚱뚱함은 게으름과 가난의 상징이 되어버렸다. 그리고 이 같은 인식은 저소득층일수록 더 뚱뚱하다는 여러 연구 결과와 미디어를 통해 많은 사람들에게 손쉽게 퍼져나갔다.

게다가 다이어트가 하나의 상품이 되고 모두들 시간에 쫓기면서 이제 우리는 더 빠르고 효과적인 다이어트 방법을 찾아 나서기 시작했다. 각종 다이어트 요법과 약, 시술들이 사람들의 마음을 유혹하기 시작한 것도, 바로 이 다이어트의 급속한 상품화와 관련이 있다. 또한 유행 다이어트가 등장하면서 모두가 이를 따라하게 되었고, 무조건 살만 빼면 된다는 목표 하에 혹독한 시련을 자청하는 사람이 늘기 시작했다.

그러나 놀랍게도 100년 전, 그리고 더 이전 시대의 미인은 지금처럼 마른 몸매가 아니었다는 점을 알고 있는가? 여성의 풍부한 몸은 그 자체로 자산의 상징이자 건강한 생명의 표식이었다. 넉넉하고 뽀얗게 피어나는 살집이 오히려 더욱 매력적으로 여겨졌던 것이다.

이는 비단 유럽이나 아프리카 같은 나라뿐만 아니라 우리나라도 마찬가지였다. 우리 조상들이 정한 미의 기준에 절세가인 삼십목(絶世佳人 三十目)이라는 것이 있다. 이는 미인이 가져야 할 조건들을 나열한 것인데, 예를 들어 그 중 하나인 삼백(三白)은 살결, 이, 손이 희어야 한다는 뜻이고, 삼흑(三黑)은 눈동자, 눈썹, 머리는 검어야 한다는 의미다. 또한 삼홍(三紅)은 입술과 손톱, 볼이 붉어야 한다는 의미다.

그리고 또 다른 미인의 조건인 삼비(三肥)는 팔과 허벅지와 가슴이 통통해야 한다는 것을 의미한다. 나머지는 지금 시대의 미의 기준과 크게 변하지 않았지만 그 중에 이 삼비만큼은 요즘 시대에는 낡은 이야기로 여겨질 것이다. 그런가 하면 고대의 미술품을 보관해 놓은 박물관의 유명 작품인 빌렌도르프의 비너스 또한 고대의 사람들이 섬겼던 뚱뚱한 여신의 모습을 조각상으로 남겨 놓은 것으로, 그 시대의 미의 기준을 잘 보여주고 있다.

웬 난데없는 고대 미인 이야기냐고 할지도 모르지만, 이는 미의 기준은 절대적이지 않으며 시대에 따라 변한다는 점, 더 나아가 우리 미의 기준이 결국 사회적인 것과 연관되어 있다는 점을 말하기 위해서다. 시대가 변했으니 모든 것이 달라지는 게 당연하며, 비만과의 전쟁을 선포하고 있는 지금 시대에 '뚱뚱한 미인'은 얼토당토않은 이야기라고 말할지도 모른다.

그러나 우리가 추구하는 비정상적일 정도로 마른 몸매가 과연 우리 삶에 정말 필요한 요소인 걸까? 날씬하지 않으면 정말 행복해질 수 없는 것일까?

그것은 아닐 것이다. 물론 비만을 해결하겠다는 의지는 좋다. 그러나 그 대안이 혹독한 다이어트여서는 곤란하다. 다이어트는 건강을 위한 과정일 뿐, 남들에게 마른 몸을 과시하기 위한 것이 아니다.

다음 장에서는 다이어트 만능주의와 결합한 일부 병원, 일부 의학들에 경종을 울리는 내용들을 전개해 갈 예정이다. 행여나 다이어트의 최종 방법이라 여겨지는 다이어트 병원, 살 빼는 약을 찾고자 한다면, 먼저 다음 장을 읽어보고 판단해 보기를 권한다.

병원이 절대
알려주지 않는
다이어트의 진실

다이어트 병원, 정말로 효과는 있는가?

신문이나 인터넷, 심지어는 길거리 광고판과 명함에서도 우리는 '××
다이어트전문병원'이라는 상호와 함께 다음과 같은 문구들을 발견할 수
있다.

지방 분해, 지방 흡입, 카복시, 메조테라피, PPC, HPL 등
양한방 협진, 다이어트 서바이벌 17kg 감량 사례. 체질개선
저렴하고 먹기 편한 알약 다이어트 환.

인터넷 사이트에서 '다이어트전문병원'이라는 검색어를 치면 수많은
다이어트 병원들의 웹사이트들이 줄줄이 뜬다. 어느 정도 지명도가 있는
사이트의 경우 게시판을 보면 "살을 빼고 싶어요."라는 내용의 문의 글들
이 매일 같이 올라온다. 즉 시대가 변해 좀 더 빠르고 전문적인 다이어트
를 원하게 되면서 홀로 식단표를 짜서 하루하루 지켜가면서 하던 다이어
트를 병원 또는 전문가의 손에 맡기게 된 것이다.

이런 시류를 따라서 현재 우리나라의 다이어트 병원 수도 하루가 다르

게 늘어만 가고 있다. 심지어 일반 양·한방 병원들까지도 특수한 다이어트 시스템을 도입해 다이어트 전문화를 시도하는 것이 유행일 정도다. 그리고 매일 같이 수많은 사람들, 특히 여성들이 바로 이 다이어트 병원들을 방문한다.

그러나 과연 저 중에 그 효능을 확신할 수 있는 프로그램이나 처방은 얼마나 될까? 다이어트 병원들이 살을 빼준다는 소문은 많이 들었겠지만, 정작 내 주변에서 그 효과를 봤다는 사람은 몇이나 있는가? 몸 어디가 아프면 약 처방을 받아 오듯, 비만도 그처럼 주사 몇 방과 약으로, 또는 단기적인 특별 프로그램으로 해결될 수 있는 문제일까?

이에 대한 대답은 사실 뻔하다. 자신의 노력 없이, 또한 꼼꼼한 계획 없이는 아무리 훌륭한 병원을 찾아도 그 다이어트는 결국 실패한다. 그러나 다이어트 병원의 문제점은 여기에서 멈추지 않는다. 오히려 병원에서 과도한 처방이나 프로그램을 받음으로써 건강과 적지 않은 돈을 잃는 경우도 속속 늘고 있기 때문이다.

지금까지 많은 전문가들이 다이어트 병원의 처방, 특히 주사와 약 등의 화학적 처방, 외과적 시술에 해당하는 지방 흡입술 등의 위험성을 지속적으로 경고해 왔다. 그럼에도 이 문제는 아직까지도 개선의 기미 없이 사회적 문제를 일으키고 있다. 가장 대중적으로 사용되고 있는 비만 치료제의 경우, 광범위한 부작용 사례들이 도출되면서 언론에도 수차례나 보도되었다. 다음은 인터넷 등에서 많이 올려져 있는 가장 대표적인 병원 약 처방의 부작용에 대한 사례다.

다이어트라는 걸 모르고 지내다 갑자기 살이 쪄 병원 다이어트를 시작한 20대 초반의 여학생입니다.

저는 165센티미터가 넘는 키에 50㎏ 정도였는데 몇 개월 만에 여기서 10㎏ 이상이 찌고 말았어요. 처음에는 빠지겠지 생각했는데 갑자기 많이 먹지도 않은 상황에서 너무 빨리 살이 쪄 놀라서 비만 관리 병원을 찾았습니다. 이유를 물어보니 아마 스트레스 때문일 것 같다는 말을 하더라고요. 그리고 주사 요법과 약 처방을 권했습니다.

주사실에서 가장 많이 찐 부위인 복부에 주사를 찌르고 20~30분 뒤 약이 흡수되고 나서 처방전 한 장을 받아서 약국을 찾았어요. 총 병원비(4만 원)+약값(3만 원) 정도 총 7만 원이 금방 사라지더라고요.

그렇게 금방 돈이 나가니, 차라리 내가 노력해서 살 빼는 게 낫겠구나 싶었지만, 너무 급한 마음에 매주 월요일마다 병원을 찾기도 했습니다. 다음부터는 처음 주사와 처방을 받은 뒤 제 일지예요.

월요일: 오후와 저녁을 최소한으로 적게 먹었음.

화요일: 하루에 아침 10시, 오후 4시 이렇게 약을 먹고 음식은 거의 먹지 않았음. 식욕을 느끼지 않는 게 신기하고 살도 빠지는 것 같아서 좋았는데 오후 4시가 지나면서부터 갑자기 속이 메스꺼워 헛구역질이 시작됨. 밤에 재보니 몸무게는 벌써 2㎏이 빠졌는데 몸 상태는 너무 좋지 않음. 밤 12시부터 자려고 누웠는데 머리가 멍하고 잠이 오지 않아 컴퓨터를 하고 4시쯤 얕은 잠이 든 뒤 6시쯤 깸. 멍한 상태가 지속됨.

수요일: 음식 생각이 전혀 나지 않음. 아침에 일어나 물 한잔 마시고 독소 제거 약 먹음. 10시 30분쯤 병원 약을 먹고 1시간 동안 산책함. 밖에서 5시까지 일보는 동안 속이 메스꺼워 두세 차례 화장실에서 구역질함. 먹은 게 물뿐이라 물만 나옴. 전화통화를 하는데 빈혈처럼 어지러운 증

세를 느낌. 오후 8시경 과일 한 조각 먹음. 잠이 잘 오지 않아 새벽 3시 넘어 잠들음.

목요일: 오전 10시쯤 약국에 전화해서 처방받은 약 이름을 물음. 이유를 묻기에 구토와 진땀, 불면 증세를 이야기함. 약 성분을 물으니 식욕억제제, 변비약, 체지방 분해 약, 모두가 섞여 있다고 함. 다음에 의사한데 약 지을 때 증세를 말하라고 당부. 이후 약 복용을 멈추고 억지로 과일 조금 먹음. 몸무게는 총 3kg 빠짐

금요일: 약 복용이 무서워짐. 혹시 중독 증상이 있을까 걱정되고 몸에 무리가 오는 것이 느껴져 그냥 운동하고 소식하기로 결심. 살 빼려다가는 사람 잡는다는 말이 현실적으로 느껴짐.

지금 다시 병원을 갈 생각은 없고요. 그 대신 다른 방법을 찾아서 꾸준히 하려고 노력 중입니다. 생각해 보니 제가 처방받은 약이 어떤 성분인지 기본적인 지식조차도 없는 상황이었습니다. 또한 의사 분도 약이 어떻다는 말 한 마디 없었고요. 모두들 살 많이 찌시기 전에 미리 미리 건강 관리하시길 바라는 마음에서 한 자 남겼습니다.

출처 - 네이버

이런 사례는 비단 이 글의 작성자뿐만 아니라 많은 사람들이 경험하고 있는 현실이다. 다이어트 병원들에서 권하는 주사제와 처방 약들로 인한 문제는 이 글을 읽고 있는 지금도 계속되고 있다.

더 나아가 다이어트 열풍을 노려 프로그램 비용을 사기 치는 병원들도 있으며, 많은 다이어트전문병원들의 경우 환자의 건강 문제와 개인적 생활 지도 등에는 무척이나 소홀하다. 이런 면에서 병원 다이어트는 얻는 것만큼 잃는 것도 적지 않은 도전일 것이다.

또한 행여나 병원의 도움을 받아 살을 뺐다고 치자. 수십만, 크게는 수

백만 원에 해당하는 돈을 투자해 살을 뺐는데, 병원에 발길을 끊는 순간 모든 것이 물거품이 된다면 과연 그것을 과연 성공한 다이어트라고 말할 수 있을까?

우리는 병원에만 가면 살이 빠질 것이라는 기대를 가지지만 병원 치료 역시 근본적인 자기 개선 없이는 지속적인 효과는 기대하기 어렵다. 따라서 금방이라도 살을 빼주고 아름다운 외모를 얻을 것처럼 광고하는 다이어트전문병원들, 설사 그 병원들의 도움이 절실히 필요하다 해도 그 허와 실을 분명히 알아두는 것이 내 몸을 지키는 길일 것이다. 계속해서 다음 장을 살펴보자.

한방 다이어트는 부작용이 없다?

많은 이들이 양방 다이어트와는 달리 한방 다이어트는 부작용이 거의 없고 체질 개선 효과까지 있다고 믿는다. 한방다이어트의 기본 원리는 기초 대사량을 평소보다 올려 점진적으로 살이 안찌는 체질로 바꿔주는 것이며, 그런 면에서 처방약과 주사요법, 지방흡입술 등을 주로 권하는 양방에 비해 우리 몸에 친화적이고 무리가 덜할 수 있다. 그러나 이 같은 슬로건이 모두 완벽하게 지켜지는 것은 아니며, 부작용이 없는 것도 아니다.

최근 조사된 바에 의하면 한방 다이어트 약 역시 탈모나 요요현상 등 많은 부작용을 동반하며, 특히 마황이라는 성분의 처방으로 인해 식욕조절장치가 망가지는 등 돌이킬 수 없는 육체적 정신적 피해를 입은 피해자들이 속출하면서 한방 다이어트의 유해성 논란이 언론의 도마 위에 오르기도 했다.

또한 많은 한방 다이어트 제품들이 중국산 약재 사용, 검증되지 않은 물질 사용, 무분별한 비전문인 제조 등으로 많은 논란을 불러일으키고 있는 만큼, 양방과 마찬가지로 그 안전성이 100퍼센트라고 말하기는 어렵다.

병원의 처방으로 살을 뺄 수 있는가?

처방전을 끊어 약을 받아 본 사람은 알겠지만, 단순히 몸이 아파서가 아니라 수북하게 쌓인 약 봉지를 보면서 스스로가 환자라는 사실을 다시금 확인하게 된다.

그런데 어쩔 수 없이 약을 먹는 것이 아니라, 스스로 환자가 되기를 자처하는 사람들도 있다면 어떻겠는가?

약을 통해 최대의 효과를 빠르게 누려보고자 하는 다이어트 도전자나 비만 치료자들 역시, 일면에서 보면 약을 먹음으로써 스스로를 더 중증의 환자로 만들고 있는 사람들이라고 할 수 있다.

최근 일부 다이어트 병원들이 향정신제 약을 처방해 사회적으로 물의를 일으킨 사건이 벌어졌다.

향정신제는 장기간 복용할 경우 불안과 초조 등을 불러일으키고 이후 약을 중단하면 이런 불안감이 급격히 상승해 사회생활이 불가능할 정도로 한 사람을 파멸로 몰고 간다.

이 때문에 국제마약통제기구인 UN INCB에서 직접 우리나라에 이 약 성분을 사용하는 것을 자제해달라고 요청할 정도였다.

그런가 하면 독일의 유명 제약회사의 다이어트 약을 복용한 환자들이 속속 자살하여 리콜 명령이 떨어진 일도 있었다.

「사노피 - 아벤티스」라는 회사의 약인 이 아콤플리아는 복용 후 부작용으로 우울증을 동반했다. 통계에 의하면 유럽연합국 내에서 아콤플리아를 먹고 우울증에 걸려 자살을 시도하는 사례가 많아졌는데, 독일에서만 이미 4건이 발생되었다. 이 약은 한국에서도 소개된 바 있으며 우울증 경험이 있는 사람이 복용할 경우 우울증이 유발될 확률이 훨씬 더 높은 것으로 알려졌다.

문제는 이런 부작용 위험이 이미 수년 전부터 경고되어 왔다는 사실이다. 2006년 아콤플리아의 유럽 내 판매 승인 신청 절차 중에도 이 문제가 제기되었으며 독일 내에서만도 이와 관련한 250건의 의약보고서들이 제출된 바 있다.

이 때문에 미국에서는 심각한 심리적 부작용을 일으킨다는 이유로 2007년 중반부터 이미 이 약의 판매가 금지된 상황이었으나 제약회사는 이를 쉬쉬하고 다른 국가들에 판매했다. 이미 세계적으로 이 약을 처방받은 환자가 70만 명이 넘는 것으로 알려지고 있다.

살 빼는 약 80%에 마약 성분 함유

〈조선일보 2008. 11.19〉

비만 치료를 하는 일반 병·의원의 처방전 10개 가운데 8개가 마약류인 향정신성의약품을 살 빼는 약으로 쓰고 있는 것으로 조사됐다.

이는 식품의약품안전청(식약청)이 지난해 7월부터 올해 5월까지 시민단체 '소비자시민모임'에 연구를 의뢰해 조사한 '비만치료제 소비자 행태 및 효율적 사용방안 연구' 보고서 결과다.

식약청이 18일 공개한 보고서에 따르면, 비만 치료 때문에 병·의원에서 약을 처방받은 전국의 만 15~59세 남녀 환자 788명의 처방전 2663건 가운데 2116건(80.4%)이 향정신성의약품 비만치료제를 포함하고 있는 것으로 나타났다.

이러한 처방전을 받은 사람들은 조사 대상자 788명 중 71.2%인 554명이고, 이 가운데 536명이 여성으로 대부분이 가임기인 10대 후반~40대 연령이었다.

또 향정신성의약품 처방전을 받은 554명 중 204명(37%)이 한 달 이상 향정신성의약품이 들어간 처방을 받았고, 3개월 이상 처방을 받은 환자도 26명(4.7%)이었다.

향정신성의약품은 식욕 억제 효과가 있어 비만치료제로 많이 쓰이지만, 4주만 복용해도 중독될 수 있고 3개월 이상 먹으면 폐동맥 고혈압 등 질병을 유발할 수 있어 식약청과 대한비만학회 모두 30일 넘게 복용을 하지 않도록 권고하고 있다.

식약청은 "올해 7월부터 이 자료를 국회도서관과 한국소비자보호원 등 16개 단체에 배포하고, 일반 병·의원들이 비만치료제를 합리적으로 사용하도록 대한의사협회 등에 협조 서한을 보내는 등 인식 개선 홍보를 하고 있다"고 밝혔다.

오윤희 기자 oyounhee@chosun.com

그런가 하면 이른바 '비만 약 쇼핑'이라는 기이한 현상도 생겨났다. 병의원을 찾아 비만 치료제를 처방 받는 이들이 많아지면서, 운동이나 식생활 조절 없이 약만 먹으면 살을 뺄 수 있다는 비만 치료제의 유혹이 독버섯처럼 퍼져나가고 있는 것이다. 그러다 보니 병의원에서 무분별하게 처방한 비만 치료제를 환자가 여러 장의 처방전을 통해 대량 사들여 장기 복용하거나 판매하는 경우까지 발생했다. 현재 이런 약 쇼핑 환자 중 대다수가 강력한 부작용으로 인해 아예 병원에 입원하거나 정신과 등의 치료를 받고 있다.

그러나 이를 환자만의 잘못이라고 볼 수는 없다. 약 쇼핑을 한 이들은 비록 뒤늦긴 했지만 부작용을 앓으면서 그 문제점을 인식하고 이익을 넘어선 환자 보호 차원의 윤리적인 약 처방을 호소하고 있다. 그러나 이를 처방한 일부 의사들의 태도는 이와 상반된다.

이들은 이것을 환자 부주의로 인해 발생된 사건이라 주장하며, 여러 병원에서 처방전을 받는 것까지 일일이 막을 수는 없고 병원 프로그램만 잘 따르면 부작용은 없다는 것이다. 그러나 상담 시 몇 가지 질문만 성실히 해 봐도 그 환자가 지금 어떤 약을 어떻게 복용하고 있는지를 알아내는 것이 가능하다는 점에서 이는 일종의 책임 회피다.

사실상 우리는 약의 무서움, 아니 정확히 말해 부작용의 무서움에 지나치게 둔감한 사회에 살고 있다.

"다른 사람은 다 그렇다 해도 난 부작용 같은 건 없을 거야."라고 믿지만 이는 큰 오산이다. 약의 부작용은 한 사람의 의지나 정신 상태와는 상관없는 몸의 화학 작용으로서, 일단 그 마수에 걸려들면 정상으로 돌려놓는 데 살을 빼는 것보다 더 많은 노력과 희생을 해야 한다. 즉 100명 중에

단 한 사람만이 부작용을 앓는다고 할 때 그 사람이 내가 될 수 있고, 그 부작용의 여파가 상상 이상으로 크다는 점에서, 병원 다이어트는 결국 최후의 수단이 될 수 없다는 것을 알아야 한다.

어느 누구도 살을 빼다가 환자가 되고 싶진 않을 것이다. 그런 만큼 이제는 다이어트 병원을 가볍게 쇼핑하듯 찾아가 처방전 한 장 받아오는 곳으로 생각해서는 안 된다. 오늘 먹은 그 약이 결과적으로 다이어트에 대한 내 생각을 극히 부정적으로 바꿀 수 있고, 더 나아가 한 사람의 인생까지 바꿔 버릴 수도 있다는 점을 잊어서는 안 될 것이다.

비만치료제의 종류들과 부작용

① 시부트라민 계열

현재 우리나라에서 가장 흔하게 사용되는 비만치료제다. 포만감을 느끼게 만드는 신경 전달 물질의 재흡수를 막아 20% 적게 먹고도 배가 부르다고 느끼게 만든다. 또한 기초대사량을 높여 운동을 할 때처럼 열량 소비를 늘려 준다는 보고도 있다. 하지만 두통, 구강 건조, 불면증, 우울증, 나른함, 메스꺼움 등의 부작용이 있다. 대표적인 시부트라민 성분의 약은 리덕틸이며, 최근 비슷한 효능을 가진 슬리머, 엔비유, 슈랑카 등이 판매되고 있다.

② 올리스타트 계열

지방 흡수를 억제하는 약으로서 소화 효소를 억제해 섭취한 지방의 약 30%를 배설시킨다. 시부트라민과 함께 미국 식약청에서 비만치료제로 허가 받았으며 아직까지 위험한 부작용은 보고된 바가 없다. 그러나 지방이 대변으로 배설되어 가스가 차고 설사가 잦아진다. 또한 방귀나 대변실금, 지방변, 대변량 증가 등이 나타날 있으며, 민감한 환자의 경우 체취의 변화를 느끼기도 한다. 장기간 복용할 경우 지용성 비타민을 꼭 복용해야 하며, 이 계열의 약은 제니칼 하나다.

③ 세로토닌 흡수 억제제(SSRI) 계열

항우울제를 장기간 복용할 때 살이 빠진 경험에 의해, 일부에서 이 약을 비만치료제로 처방하고 있다. 흔히 식욕 억제제라고 불리며 가장 문제성 약이다. 이 약은 세로토닌이라는 뇌 물질을 조절해서 우울증을 치료하는데 이 과정에서 식욕이 떨어지는 부작용이 나타나면서 식욕 억제제로 사용되고 있다. 그러나 3개월 이상 복용 시 살이 다시 찐다는 연구 결과가 있고 체질량 지수 30 이상인 비만 환자에게만 사용하도록 되어 있다. 대표적인 약으로는 푸링, 푸리민, 아디텍스, 휴터민 등이 있고, UN 산하 마약감시기구인 INCB에서 사용 자제를 경고했음에도 불구하고 국내에서는 비교적 처방률이 높은 편이다.

의사들이 진실을 말해주지 않는
이유는 무엇인가?

수많은 직업들 중에 의사들만큼 과묵한 이들도 없다. 특히 몇몇 유명한 종합병원들은 초스피드로 끝나는 상담으로 유명하다. 특진이라고 해서 웃돈을 얹어 내고도 평균 상담 시간이 5분을 넘지 않기 때문이다. 다음 환자 대기가 많이 남을수록 의사는 필요한 말만 한다. 질문에 대한 대답도 항상 모호하다. 그것은 여느 다이어트 병원들도 마찬가지다.

병원의 의사들은 다이어트 트레이너와는 다르다. 둘 다 사람의 몸을 대한다는 점에서 특별한 전문성을 갖추고 있지만, 다이어트 트레이너가 운동이나 식이요법을 도와주는 보조적 역할을 하는 것과는 달리, 의사들은 여러 의학적 요법이나 시술 등을 직접적으로 환자에게 권유하고 이끌어 간다는 점에서 훨씬 더 주도적이고 권위를 갖는다. 이를테면 "저는 회계 전문가입니다.", "저는 전산 관련 전문가지요."라고 말할 때와 "저는 의사입니다."라고 말할 때 그것을 받아들이는 상대의 마음 상태가 분명히 다른 것처럼 말이다.

따라서 의사를 찾는 일은 평범한 센터를 찾는 일과는 달라야 함에도 대부분은 "당연히 의사니까 나보다 더 잘 알겠지."라고 생각해 쉽게 발걸음하고, 그 후 처방전이나 처치들에 조금도 의심을 품지 않는다. 병원이 내가 어찌해 볼 수 없는 문제들을 잘 처리해 줄 것이라고 생각해서다. 그리고 많은 이들이 전문가에게 마음 놓고 맡겼다가 나중에 문제가 생기면 억울하고 속았다고 화를 낸다.

그 일부 잘못은 전문가에게 의심 없이 몸을 내맡긴 환자들에게 있다. 실제로 요즘 '닥터 쇼핑'이라는 유행어가 생겼다. 유명한 의사를 찾아 삼만리는 물론이거니와 자주자주 병원도 바꾸고 상품을 구매하듯이 의사를 찾는다. 그런 상황에서 환자와 의사간에 유대가 생기는 것은 불가능할 뿐더러, 환자 역시 앞뒤 따져볼 틈도 없이 극히 단순한 치료 메커니즘에 휩쓸려 움직이게 된다.

그러나 현실적으로 볼 때 더 큰 문제는 의사들이다. 의사는 명백히 트레이너와는 다르다. 의사는 전문인이기 전에 인간의 몸에 대한 다양한 소양을 갖추어야 하고, 자신이 인술을 펼치고 있다는 사실을 기억하고 사람의 몸에 겸손해야 한다. 예를 들어 인간의 몸은 단순히 오장육부로만 이루어진 유기체가 아니며, 그 안에서는 온갖 예상 외의 일들이 벌어진다. 즉 1+1=2라는 명쾌한 도식처럼 몇 밀리그램의 약 처방으로 병을 막아낼 수 있는 것이 아니라는 점이다.

즉 몇 킬로그램을 빼려면 식단을 1500kcal만 먹고 어떤 주사제를 맞으라는 말 이외의 조언들을 해줄 수 있어야 한다. 이런 면에서 대체의학이나 생활 리듬 변화, 심리적 상담을 같이 병행하는 병원들도 늘어나고 있지만, 그럼에도 아직 환자에 대한 이해, 이익관계를 넘어선 환자와 의사의 관계는 요원하기만 하다.

또 하나의 문제는 다이어트 전문 병원의 지나친 전문화 현상이다. 성형수술 전문 병원에서는 성형수술만 잘하지 그 외의 몸에 대해서는 아는 바가 없듯이, 다이어트 전문병원 또한 살을 빼는 것에 대해서만 초 전문적인 지식을 가지고 있을 뿐이다. 즉 그 살이 빠지면서 어떤 일이 생길지, 그 이후로 어떻게 해야 더 건강한 삶을 살아갈 수 있을지에 대한 연구나 사후관리는 극히 미약하다.

의사들은 결코 진실을 다 말해 주지 않는다. 쉽게 말해 그들도 병원에서 월급을 받는 처지이며 병원의 수익을 걱정한다. 또한 매일같이 밀려드는 환자들을 대하느라 눈코 뜰 새 없이 바쁘다. 그런 상황에서 친절한 상담과 관리를 해 주는 의사들은 손에 꼽을 정도다. 의사가 아무것도 환자에 대해 아는 바가 없으면서 달랑 알약과 주사만 처방해 준다는 느낌이 든다면 당장 그 자리를 떠나라.

나는 지금 의사들 모두가 '거짓말쟁이'라고 이야기하고 있는 것이 아니다. 다만 침묵이나 무관심을 통해 거짓말 아닌 거짓말을 할 수 있는 '잠재적 거짓말쟁이'들이라고 말하고 있을 뿐이다. 그러나 누가 거짓말쟁이고 누가 진실한지를 가려내는 것은 일반 사람으로서는 어려운 일이다. 따라서 가장 좋은 방법은 병원 자체를 최후의 수단이라고 생각하고 가능한 한 스스로 지식을 습득하고 몸 관리의 규칙을 세우는 것이다. (본문 232쪽 다이어병을 치료하러 갔다가 병을 얻어왔다는 이야기는, 이제 비만 치료에서도 마찬가지가 되었다. 사실 초 전문화가 닥터 쇼핑을 만들어내는 요즘 세상에서 다이어트 전문 의사가 내 몸 전체를 돌봐 주기를 기대한다는 것은 어불성설이다. 또한 그들의 도움을 받아 살을 **뺐**다고 해도 그것이 건강하게 **빠**질지도 의문이다.

의사 말만 믿었다 큰 코 다쳤다는 말을 이번에는 내가 하게 될지도 모른다는 마음으로, 의사의 말도 합리적인 분석이 필요하다는 점을 항상 기억해야 할 것이다.

처방전은 두 장이다

2000년 의약분업이 실시되면서 모든 병원들은 환자의 알 권리를 위해 처방전을 두 장 발행하라는 법이 만들어졌다. 이를 위해 환자들도 처방전을 발행할 때 50원씩을 더 부담하고 있다.

이처럼 처방전을 두 장 발행하는 이유는 이를 통해 환자들이 처방 금지약이나 특정 약물을 먹고 부작용을 앓게 되었을 때 이에 대처할 수 있도록 하기 위해서다.

처방전 없이 약만 받아 오면 약 이름이 뭔지 알 수 없기 때문이다. 예를 들어 만성질환자가 특정 약물을 먹고 부작용이 생겼을 때 그 동안 모아둔 처방전을 제시하면 이 약물과 관련해 얻게 된 부작용이라는 사실을 증명할 수 있다.

다만 대형 병원에서는 처방전이 자동으로 2장이 나오는 반면 동네 의원에서는 80% 이상이 한 장만 주는데, 이는 의사들이 나머지 처방전을 약국에서 받아야 한다고 주장하고 있고 한 장 더 떼어줘 봐야 환자가 그것을 버린다고 생각해서다. 따라서 동네 병원을 가더라도 처방전이 두 장인지 살피고 한 장일 경우는 나머지 한 장을 요구해야 한다.

약에 의한 부작용 문제가 심각하게 발생하고 있는 현재, 처방전 한 장을 잘 보관하는 것은 병원의 약 처방에 대해 환자가 대응할 수 있는 가장 기본적인 권리이자 보호 장치다. 따라서 법으로 규정된 두 장 중 한 장은 환자 보관용으로 최소 3년 정도는 보관을 해두는 것이 좋다.

바디 슬림을 쓰면 몸이 슬림해질까?

약국이나 화장품 가게를 가보면 미끈한 몸매의 모델 사진과 함께 바디 슬리밍 제품이라는 것이 나와 있다. 제조사마다 가격도 천차만별인데, 유명한 제품의 경우 200ml에 5만 원을 훌쩍 넘는다. 웬만한 얼굴에 바르는 고가 화장품 가격이다.

특히 이 바디슬리밍 제품은 매년 여름 특수를 톡톡히 누리며 그 제품 생산이나 판매 경쟁도 더 치열해지고 있다. 최근 다이어트 열풍에 30~40대 여성들까지도 다이어트에 신경을 쓰게 되면서, 이 연령대의 바디 슬리밍 화장품 구입 비중이 2006년 25%에서 2008년에는 45%로 급성장했다.

제품의 형태도 가지가지라서 젤이나 크림 타입으로 바르는 제품이 있는가 하면 체지방을 연소시켜 준다는 음료수도 있고, 카페인을 침투시켜 지방 연소를 촉진하는 패치 등도 있다. 어떤 제품은 이른바 부위별 제품이라고 해서 부위마다 여러 개를 사서 발라주면 슬리밍 효과를 더 크게 볼 수 있다고 선전한다.

그렇다면 이런 제품들은 과연 얼마나 큰 효과를 낼까?

최근 바디 슬리밍 제품의 실제적인 효과에 대한 논란이 분분한 상황인데, 사실상 이런 살 빼주는 크림들은 효과가 입증된 연구가 거의 없다. 한 연구 결과, 살 빼는 크림을 바른 사람, 엔더몰로지(지방 부위를 진동시켜 살을 빼는 기계) 치료를 받은 사람, 살 빼는 크림과 엔더몰로지 치료를 함께 받은 사람 등을 측정했더니, 살 빼는 크림을 바른 사람들은 몸무게가 도리어 1.2㎏ 늘어났다고 한다.

대개의 슬리밍 제품들은 하루 두 번씩 원하는 부위에 꾸준히 마사지 해 주면 지방을 연소시키고 셀룰라이트를 제거해 피부 표면을 매끄럽게 정리해 줘서 4주 후부터 그 효과를 눈으로 확인할 수 있고, 사용 기간이 길수록 좋다고 말하는 것이 일반적이다.

그러나 직접 제품을 사용해 본 사람들의 반응은 확연히 다르다. "확실한 슬리밍 효과를 기대하고 사용해 봤지만 사용하기 전과 달라지는 것을 전혀 느끼지 못했다."는 것이다.

실제로 이런 제품들은 막상 그 효과는 광고하면서 임상 실험을 통한 데이터 자료를 확보하지 않은 경우도 적지 않다.

사실 셀룰라이트를 바르는 크림으로 제거하겠다는 생각은 어불성설이다. 셀룰라이트란 신체 특정 부위에 뭉쳐 피부 표면을 울퉁불퉁하게 만드는 수분, 노폐물, 지방으로 구성된 물질로 엉덩이, 허벅지, 팔 등에 잘 발생하는데 일단 생기면 없애기 힘들기 때문에 예방이 중요하다. 평상시에 수분을 충분히 섭취하고 신선한 야채나 과일을 먹어 노폐물 배출을 촉진시키고 따뜻한 물에서 목욕을 해 혈액순환이 잘 되도록 해야 한다. 또한 일단 생긴 셀룰라이트는 바르는 크림 정도로는 꿈쩍도 하지 않는다.

슬리밍 제품들이 자기 만족감 부분에서 동기 부여를 해줄 수 있는 도구는 될 수 있는지 몰라도 제품 관계자들조차도 한결 같이 말하듯이 이 제품 하나로 살을 빼겠다는 생각은 금물이다. 슬리밍 제품을 연구하는 이들 역시, 이런 제품들은 보조용이며 운동과 식이요법을 병행할 때만이 효과를 볼 수 있다고 당부한다.

사실 바르는 크림으로 살을 뺄 수 있다고 믿고 있다는 것은 그 자체로 의아한 일이다. 대개는 그 효과를 의심하면서도 지푸라기 잡는 심정이나 그저 자기 만족으로 물건을 구입할 것이다. 그러나 단언컨대 이 크림을 구입할 돈의 10분의 1로 줄넘기를 사서 매일 30분씩 하는 것이 그 크림을 열 통 바르는 것보다 효과가 좋다는 것을 두말 할 필요도 없을 것이다.

다음 장에서는 병원과 약, 더 나아가 슬리밍 제품 붐까지 일고 있는 현실에서 진짜 다이어트란 무엇인지 알아볼 것이다. 다음 장을 읽고 나면 여러분의 서랍 속에 쌓인 약 봉지와 처방전, 그리고 화장대 위의 슬리밍 제품들이 얼마나 허황된 것인지를 다시 한 번 깨닫게 될 것이다.

다이어트는 어떻게 해야 하는 것인가?

다이어트의 가장 무서운 적은 오히려 다이어트라는 말이 있다. 한 조사 결과에 따르면 다이어트는 반복할수록 그 효과가 떨어진다고 한다. 자꾸 지방량을 감량하려는 과도한 노력에 위기감을 느낀 우리 몸이 쉽게 체지방을 내주려고 하지 않기 때문이다. 그때부터 우리 몸은 다시 굵게 될 시기를 대비하기 위해 영양분을 지방의 형태로 자꾸만 축적하려고 하고, 일단 이런 현상이 벌어지면 같은 양의 음식을 먹어도 예전보다 더 체중이 증가하게 된다.

그런가 하면 극단적인 단식을 할 경우, 지방보다는 근육과 뼈의 양이 줄고, 이후 다시 먹기 시작하면 이번에는 지방이 증가한다고 한다. 즉 잘못된 다이어트를 반복할수록 근육과 뼈는 줄고 지방은 늘어나서, 결국 체중은 줄어도 체지방률은 올라간 '마른 비만'이 될 수 있다.

약으로 다이어트를 할 때도 마찬가지다. 병원이나 약으로 살을 뺀 사람은 다시 살이 찔 때 또다시 병원을 찾거나 약을 먹게 된다. 그러나 쉽사리 병원과 약에서 얻은 다이어트는 생활 습관 교정까지는 담보하지 않으므로 다시 살이 찔 위험이 높다.

이 같은 모든 문제들에는 하나의 공통점이 있다. 단기간에 어떤 성과를 보겠다는, 애초에 불가능한 목표 설정을 하고 있다는 점이다. 뚱뚱한 몸을 옷 한 벌 벗어내듯이 금방 바꾸려 들다니 얼마나 조급한가.

또한 이를 뒤집어 보면 완벽한 다이어트의 구체적인 형상도 보인다. 바로 장기적인 관점 아래 살이 잘 찌지 않는 생활 습관을 일궈가는 계획과 실행이 중요하다.

물론 이는 쉽지 않다. 조급한 다이어트가 비용의 싸움이라면, 생활 습관 다이어트는 대체로 시간과의 싸움이며 비용 싸움보다 많은 노력이 필요하다. 기다림과 인내가 없이는 불가능하다는 뜻이다. 그러나 생활 습관 다이어트는 나름의 강한 장점이 있다. 일단 습득되면 장기적인 지속이 가능하고 웬만하면 흔들리지 않는다는 점이다.

그렇다면 생활 습관 다이어트를 위해서는 어떤 것부터 시도해야 할지 알아보도록 하자.

첫째, 음식과 먹는 일, 나의 몸, 더 나아가 생활 전체에 대한 사고방식부터 바꿔야 한다.

단기적이고 무리한 다이어트가 가져오는 폐해는 이미 다들 잘 알고 있을 것이다. 즉 다이어트란 단순히 몸무게를 줄이는 것이 아니라 내 삶을 풍부하게 만들어줄 수 있는 긍정적 행위라는 확신을 가지고, 시간이 걸리더라도 이를 꾸준하고 자연스럽게 시행하겠다는 생각이 필요하다.

둘째, 살이 찌지 않는 사람들의 습관을 알아야 한다.

예를 들어 살이 잘 찌지 않는 사람들을 보면 음식에 대한 강박이 없다. 그들은 배가 고플 때만 먹고, 먹고 싶은 것만 먹는다.

또한 음식이 남거나 욕심이 난다고 계속 먹는 대신 배고픔이 해결되면 더 이상 먹지 않는다. 그러다가 때로 즐기고 싶은 음식이 있으면 맛있게 많이 먹는다. 이들은 이런 습관이 몸에 배어 있어 날씬하다는 것이 극히 자연스러운 상태로 여겨진다. 이를테면 야생동물들은 특별히 비만으로 인해 건강을 잃는 경우가 드물다. 즉 살이 찌지 않는 것이 자연스럽게 느껴질 정도로 마인드 훈련을 하고 생활을 바꿀 필요가 있다.

셋째, 음식으로 박탈감을 보상하지 않아야 한다.

인생에는 여러 즐거운 일들이 존재한다. 미각을 당기는 맛있는 음식도, 그저 먹고 나면 빈 접시만 남는 말 그대로 '음식' 일 뿐이다. 세상에는 그보다 가치 있는 수많은 일들과 재미거리들이 얼마든지 존재한다. 음식을 감정적으로 먹는 것은 박탈감과 보상 심리와도 연결되는데, 슬플 때나 기쁠 때를 음식으로 보상하려는 것은 그 자체로 인생을 크게 즐기고 있지 못하다는 것을 반증한다.

살이 찌지 않는 생활 습관으로 다가가려면 스스로 즐길 거리들을 찾아 전진하고 탐색하려는 노력이 필요하다.

넷째, 소모적인 다이어트에 돈을 투자하지 않아야 한다.

돈을 지불한 만큼 일종의 보상을 기대하게 되고, 그것이 채워지지 않을 때 분노감이나 박탈감을 형성해 오히려 그것에 더 집착하도록 만든다. 다이어트를 위해 무리한 지출을 감행하거나 고정 지출을 함으로써 생활에 무리가 가고 있다면, 다시 한 번 자신의 다이어트 계획표를 살펴볼 필요가 있다.

다섯째, 스스로를 본래 살이 찌지 않는 사람이라고 생각해야 한다.

살찌지 않는 습관은 어찌 보면 극히 단순하지만 지금껏 잘못된 습관을 고치는 데는 많은 시간이 필요하다. 단호하게 마음을 먹었다 해도 시간이 흐르면서 실패하는 경우도 있다.

즉 꼼꼼한 점검과 계획을 짜되, 이런 교정을 장기적으로 해나가려는 인내가 중요한데, 무엇보다도 스스로가 살이 찌지 않는 건강한 사람이라는 생각을 통해 긍정적인 자세를 익히는 것이 중요하다. 이는 살이 찌지 않는 사람처럼 생각하고, 살이 찌지 않는 사람처럼 행동하고, 살이 찌지 않는 것처럼 느끼는 마인드 컨트롤이다. 이 같은 자기 암시가 강해지면 점차 자신감을 얻게 되고 더 이상 부정적 다이어트 방법들에서 탈피하게 될 것이다.

지금까지 우리는 잘못된 다이어트와 올바른 다이어트에 대한 기본적인 사항들을 숙지했다. 그렇다면 이제는 그것을 실행해야 할 차례다. 다만 그 전에 먼저 지금껏 우리가 몰랐던 비만과 우리 몸이, 왜 비만이 문제가 되는지 보다 구체적인 이야기들을 살펴볼 것이다.

　다음 장에서 나오는 이야기들은 우리가 다이어트에 들어서기 전에 반드시 알아두어야 할 비만과 우리 몸에 대한 기초 지식들인 만큼 꼼꼼히 읽고 자신의 생활과 연결시켜 생각해볼 필요가 있을 것이다.

살을 빼려면
몸을 먼저
알아야 하는 이유

다이어트, 왜 실패하는가?

시중에 나온 다이어트 프로그램들을 보면 하나 같이 성공담으로 가득하다. 그러나 그 성공담을 썼다는 수많은 사람들은 다 내가 모르는 '아는 사람의 아는 사람들' 이다. '나와 내가 아는 사람' 들은 결국 99.5%나 된다는 다이어트 실패자들, 다이어트를 거듭할수록 좌절감은 늘어가고 주머니는 비어가는 사람들이다.

그렇다면 왜 다이어트는 효과가 없는 것일까? 어째서 우리 주변에는 실패자들만 가득한 것일까? 이 답은 어떻게 보면 아주 간단하다. 다이어트 실패는 엄밀히 말해 우리 몸의 가장 자연스러운 본능 중인 식욕과 관계되어 있고, 다이어트가 실패하는 건 이 식욕조절에 실패했기 때문이다.

한 가지 쉽게 찾아볼 수 있는 예를 보자. 대부분은 다이어트를 시작하면서 그 뒤에 따라올 보상을 생각한다. '이번 다이어트만 끝나면 어떤 음식을 먹어야지, 그래 이 힘든 순간만 지나면 지금보다 많이 먹을 수 있을 거야.' 라고 자신을 위안한다.

이는 결코 거짓말이 아니다. 식욕을 제한하는 다이어트들은 자연스레 그 기간이 끝난 뒤에 폭식을 동반한다. 시중에 범람하는 식단 다이어트를 한번이라도 해본 사람이라면 그 고된 식단 따르기, 그 뒤에 더 강해지는 식욕을 충분히 경험했을 것이다. 즉 음식에 대해 자꾸 생각하게 만드는 다이어트가 어떻게 성공할 수 있겠는가?

스스로 박탈감을 느끼고 허기를 느끼게 만드는 다이어트는 해답이 아니다. 이는 어린 시절 음식에 대한 박탈감, 이를테면 누군가에게 음식을 제한당하거나 많이 굶주려본 아이일수록 차후 성인이 되어 음식에 대한 조절 능력이 떨어진다는 연구 결과만 봐도 잘 알 수 있다.

물론 우리는 어린 아이는 아니다. 우리는 대부분 식욕쯤이야 어느 정도 제한하는 게 가능하다고 생각한다. 그러나 안타깝게도 아이나 어른이나 식욕이라는 본능 앞에서는 한없이 자유로울 수 없다. 즉 음식을 제한당하는 고통은 모든 인간에게 손쉽게 정신적인 상처로 이어지고, 연이어 폭식이라는 참담한 결과를 불러온다.

또 한 가지 문제는 다이어트를 결코 장기적으로 하지 않는다는 점이다. 대개는 짧고 혹독한 훈련 과정처럼 일정한 기간을 소모해 살을 뺀다. 그 결과는 뻔하다. 들인 시간이 적으니 그 효과도 짧을 수밖에 없다. 시중의 다이어트를 다 해봤다는 사람들에게 왜 다이어트에 실패했냐고 물으면 대부분은 이렇게 대답한다.

"이런 방법, 저런 방법 다 해봤는데 도무지 살이 빠지지 않아요."

그러나 그들은 시작부터 문제였다. 애초부터 목표달성의 도구를 잘못 정한 셈이다. 방향키를 잘못 잡으니 결과 또한 잘못된 길로 나갈 수밖에 없다. 다시 말해 지난 10년간 폭증한 다이어트 인구 대부분은, 수많은 시행착오의 대상이 된 것에 불과하다. 게다가 자기 주머니의 돈을 아낌없이 써가면서 말이다.

실제로 나는 1년에 세 번 이상 다이어트를 한다는 사람, 심지어 열 번이나 시도했다는 사람들까지 본 적이 있다. 실로 그 끈기와 인내에 놀라지 않을 수 없다. 아니, 차라리 그 인내심을 다른 데 썼다면 훨씬 더 건강하고 자신감 있는 삶을 살게 되었을 것이라는 안타까운 마음이 먼저 든다.

그러나 그들은 그러지 못했다. 몇 번이나 고무줄처럼 몸무게를 늘이고 줄이는 통에 몸의 리듬은 엉망이 되었고 정신적으로 불안한 상태임을 한눈에 금방 알 수 있었다. 그 사람들은 대개 음식에 민감하게 반응하고 항상 살이 찔까 걱정했다. 어떤 다이어트는 음식을 한 가지만 먹으라고 하고, 어떤 다이어트는 여러 음식을 같이 먹어 화학적인 작용이 필요하다고 하고, 고기가 비만에 나쁘다고 알려져 있는데 고기만 먹는 다이어트도 있고, 탄수화물을 많이 섭취하는 다이어트도 있고…. 이처럼 그들은 다이어트 범람과 혼란의 시대에 살다 보니 수많은 상반된 정보를 받아들이며 우왕좌왕하는 중이었다.

이제 당분간 다이어트에 대한 강박에서 자유로워질 필요가 있다. 그 어떤 다이어트가 진짜 효과가 있고 없고는 더 이상 중요한 문제가 아니다. 어쩌면 이 시대에 어떤 다이어트 법이 효과가 좋다 나쁘다 운운하는 것은, 연예인 팬 사이트에서 다른 그룹의 팬들과 내용 없는 말다툼을 벌이는 것과 비슷할지 모른다.

이제 우리의 진정한 관심은 이제 다이어트의 근본적인 필요성을 잘 알고, 그것을 얼마나 장기적으로 훌륭하게, 그리고 불편 없이 해낼 수 있는가에 집중되어야 한다. 또한 조금만 더 해박한 지식을 가지고, 나아가 속속 발견되는 우리 몸의 진실들에 대해 조금만 더 귀를 기울이면 보다 나은 방법을 찾을 수 있게 된다.

이제 실패의 기억은 잊자. 아직은 늦지 않았다. 지금부터라도 우리는 우리 몸에 대해, 더 나아가 화려한 다이어트 프로그램 속에 숨겨졌던 우리 몸의 진실에 대해 하나씩 알아가게 될 것이다. 다음 장에서는 우리 몸이 다이어트를 할 때 진정으로 원하는 게 뭔지, 다이어트는 어떻게 진행되어야 하는지를 보여줄 것이다.

우리 몸이 필요로 하는 것은 무엇인가?

의학의 아버지라 불리는 고대 그리스의 의사 히포크라테스는 이렇게 말했다.

"음식물을 당신의 의사 또는 약으로 삼아라. 음식물로 고치지 못하는 병은 의사도 고치지 못하며, 병을 고치는 것은 어디까지나 환자 자신이 갖는 자연치유력 덕분이다. 의사는 결코 그것을 방해하는 일이 있어서는 안 되며 또한 병을 고쳤다고 해서 약이나 의사 자신의 덕이라고 자랑해서도 안 된다."

이 말은 특히 음식으로 고치지 못하는 병을 자기가 고치겠다고 나서는 의학 기술들이 난무하는 우리 시대에 정말 많은 의미를 던져준다. 많은 이들이 조금만 아파도 약이나 병원을 찾지만, 결과적으로 자신의 몸을 가장 잘 돌보고, 자신의 몸과 가장 오래 함께 있는 것은 그 당사자다.

실로 우리 몸은 매우 복잡하면서도 균형 잡힌 메커니즘을 가지고 있는 생명 기계다. 언제나 스스로를 깨끗이 하기 위해 최대한 노력하며, 몸 안에 쌓인 독소를 뿜는 노폐물을 밖으로 내보냄으로써 건강을 유지한다. 즉 우리 몸에는 알아서 아픈 곳을 치유하고 정화하는 능력이 있다. 공기 중에 수없이 떠돌아다니는 병원균이나 몸 안에서 생겨난 유독한 물질에도 대부분 끄떡없는 것도, 바로 이 같은 몸의 균형 감각 덕분이다.

이처럼 상호적이고 신비로운 조절과 방어 기능을 가진 우리 몸에, 과연 체중을 조절하는 기능이 없을 리가 있을까?

물론 우리 몸은 어느 정도 한계 내에서는 체중을 조절한다. 그런데도 이 체중 조절 기능이 한계에 달하는 것은 여러 외적인 이유 때문인데, 그중에 가장 큰 이유는 히포크라테스의 말에서 찾을 수 있다.

바로 우리가 먹는 음식과 그 음식을 먹는 습관의 균형이 깨지면 비만이 생겨난다는 것이다.

이를테면 살이 계속 찌는 사람이 있다고 하자. 그는 평소 많은 음식을 먹지 않을뿐더러 적지 않은 운동량을 가지고 있지만 자꾸 몸이 불어 걱정이었다. 그런데 가만히 살펴보니 그는 밤늦게까지 일하는 습관이 있었다. 밤에 일을 하다가 배가 고프니 이것저것을 먹게 되고 몸의 리듬은 한껏 흐트러진 상태다. 과연 그런 이에게 살 빼는 약을 준다고 효과가 있을까?

결과적으로 이런 사람에게 단순한 약 처방이나 음식량을 줄이는 식이요법은 아무 소용이 없다. 그보다는 생활 전체를 바라보고 몸의 밸런스를 깨뜨리는 주범을 찾아 그것을 교정해야 한다.

즉 이 사람의 경우는 습관 중에 문제가 되는 것은 밤늦게 먹는 야식이다. 우리 몸은 새벽 4시부터 다음날 12시까지 몸 안에 쌓인 노폐물과 배설물을 밖으로 내보내는 주기에 들어선다. 그런데 늦은 밤 먹는 야식은 소화 상태로 위 안에 남아 있기 때문에, 배설에 몰두해야 할 몸의 밸런스를 흐트러뜨린다.

즉 이 경우는 많이 먹어 살이 찌는 것이 아니라 제대로 배설하지 못해 살이 찌는 것이다. 몸 안에 계속해서 노폐물이나 독소가 쌓이면 자연스레 우리 몸의 체중 조절 능력도 약해지고 결과적으로 체중이 증가하게 되기 때문이다. 이 경우 생활 습관을 일찍 자는 것으로 바꿔 야식을 피하면 큰 효과를 볼 수 있다.

다시 말해 우리 몸에 필요한 것은 의사의 치료가 아니라 몸을 이해하는 균형 감각이다. 따라서 다이어트의 기준을 더 이상 '획기적인 살빼기'가 아닌 몸의 밸런스를 지키는 일로서 잡아나갈 때 그 다이어트도 효과적인 성공을 거둘 수 있는 것이다.

비만이 우리에게 미치는 영향은 무엇인가?

한때 미국이나 유럽에서는 무서울 정도로 뚱뚱한 사람들이 길거리를 활보하는 풍경들을 쉽게 볼 수 있었다. 한때 그것은 그곳이 선진국이라는 증거이기도 했다. 그만큼 잘 먹고 편안한 생활을 즐긴다는 의미였기 때문이다.

그러나 얼마 안 가 상황은 변했다. 비만이 모든 현대병의 시발점이 된다는 연구 결과들이 등장하고 비만으로 인한 사망 인구가 늘면서, 선진국들도 비만 방지를 위한 캠페인, 비만 치료를 위한 의학적 치료, 나아가 비만 합병증으로 인한 손실까지 매해 비만 때문에 상상을 초월하는 사회적 비용을 지불하기 시작했다.

그런데 그 현상이 이제는 아시아 쪽으로 옮겨오고 있다. 상대적으로 마르고 균형 잡힌 체질이었던 아시아 인구들 또한 서구 형 식생활 모델과 직업 모델을 받아들이면서 비만 인구가 급증하고 있는 것이다.

그렇다면 우리나라의 비만화 상황은 어떨까? 조사 결과에 의하면 우리나라의 체질량 지수가 25인 비만자 수는 1995년에는 14.8%였으나, 불과 6년인 지난 2005년에는 남자는 3배가량, 여자는 거의 2배가량 늘어난 30.6%로 집계됐다. 그리고 2008년에는 비만자 수가 40% 이상을 훌쩍 뛰어넘을 것으로 보인다.

여기서 비만의 정확한 정의를 보면, 우리 몸의 지방이 과다하게 늘어나 몸무게가 늘고 몸 형태의 균형이 깨진 상태를 의미한다. 우리 몸이 과체중인 것을 판단하는 데 흔히 쓰이는 것은 체질량 지수 측정법(BMI)이다. 이 측정법은 몸무게(Kg)를 키의 제곱(m^2)으로 나눈 것으로, 예를 들어 55kg의 몸무게를 가진 사람이 키가 162cm라면 이 사람의 BMI는 55÷

BMI 측정
저체중 20 미만
정상 20~24
과체중 25~29
비만 30 이상

$1.62 \times 1.62 = 21$정도가 나온다. 아래는 이 BMI 측정 결과를 통해 저체중과 정상체중, 과체중을 평가한 표이다. 옆에서도 살펴볼 수 있듯이 계산을 해서 그 측정 결과가 30 이상이 나오면 비만인데, 비만에도 그냥 비만이 있고 고도 비만이 있다. 즉 측정 지수가 높을수록 체지방량이 많은 고도 비만인 셈이다.

그러나 단순히 위의 계산만 가지고 그 위험성을 정확히 판단하기는 어렵다. 과체중 중에서도 가장 무서운 것은 바로 복부 지방이다. 허리둘레는 건강의 척도라는 말이 있는데, 영국 보건부에 따르면, 2004년 여성과 남성 모두의 허리둘레가 약 10년 전과 비교해 4cm 이상 늘었다고 한다. 특히 여성의 경우는 50년대와 비교해 무려 15cm 이상 허리둘레가 늘었다. 가슴과 엉덩이는 고작 3cm 늘어났는데 허리둘레는 무려 몇 배나 늘어난 셈이다. 이는 식생활과 직업 등 다양한 환경 변화로 인해 여성들의 몸매가 불룩한 항아리 형태로 바뀌고 있음을 보여준다.

물론 지방이 무조건 나쁜 건 아니다. 오히려 지방은 우리의 건강을 위해 없어서는 안 되는 영양소다. 움직임과 활동에 필요한 에너지원을 손쉽게 만들어 줄 뿐 아니라 우리 몸을 추위로부터 보호한다.

또한 푹신한 쿠션을 형성해 장기를 감싸고 피부와 혈관도 보호한다. 그런가 하면 굶주림 등의 위험에 닥쳐도 에너지를 뽑아 쓸 수 있는 에너지 저장고 역할을 하기도 한다. 이 때문에 우리 몸에 지방이 없으면, 쉽사리 외부의 공격에 무너지거나 아사 상태에 놓일 위험성도 높아진다.

문제는 이 지방이 특정 부위에 지나칠 정도로 쌓일 때다. 이를테면 건강을 체크할 때 핵심은 체중보다는 체지방 비율을 보는데, 특히 지방이 배 주변에 지나치게 쌓이면 '독성 지방'으로 변한다. 배 주변의 지방은 다른 부위보다 신진대사 활동이 활발한데, 이 부분의 지방 세포가 지나치게 활성화되면 분해가 빨라져 다량의 지방산을 생산하고, 이것이 혈액 속에 과다하게 흘러들어 피 속의 지방과 혈당 수치가 높아지며, 그 혈당을 분해하기 위한 인슐린이 과다하게 분비되어 당뇨병에 걸릴 위험이 높아지는 것이다.

또한 많은 지방이 혈액 속으로 흘러들어 피가 끈적끈적해지면서 심장 질환 발생률도 증가하게 된다.

이처럼 뱃살은 단순히 몸매의 문제가 아니라 인체 시스템에 혼란을 야기함으로써 뇌졸중, 고혈압, 당뇨병, 더 나아가 암에까지 영향을 미치는 중대한 문제인 셈이다.

뿐만이 아니다. 비만은 뱃살로 인한 합병증뿐만 아니라 정신적 건강에도 지대한 영향을 미친다. 실제로 비만을 앓고 있는 이들 중 다수가 우울증, 대인기피증, 다이어트 강박 등을 경험하고 있다. 통계에서 드러난 비만으로 인한 사회적 비용에 이 정신적 손해 비용까지 더한다면, 아마 그 금액은 천문학적으로 늘어날 것이다. 또한 비만은 성인들의 건강을 위협할 뿐 아니라 청소년 비만과 소아비만으로까지 이어진다.

최근 현대병을 앓고 있는 청소년이나 아이들이 적지 않은데, 이처럼 어린 나이에 비만을 경험한 아이들은 성인보다 더 큰 사회적 타격을 입을 뿐만 아니라 성장이 빨리 멈추는 등 후유증에 시달린다. 최근 청소년 비만은 더욱 급증세를 달리고 있어, 2002년 서울지역 초중고교생들 중에 표준 체중보다 20%를 초과하는 비만 청소년이 남자아이는 17.9%, 여자아이는 10.9%로 늘어났다.

이처럼 비만으로 인해 도출되는 상황으로 볼 때, 비만은 반드시 사회적으로도 개인적으로도 반드시 개선해야 할 문제다. 그렇다면 다음 장부터는 비만의 잠정적이면서도 커다란 원인인 현대인의 난치병 스트레스, 그리고 비만으로 인한 여러 성인 질환 간의 관계를 알아보도록 하겠다.

지방 세포 상식들

우리는 뱃속에 있을 때부터 지방 세포를 가지고 있다. 그 지방 세포는 사춘기까지 계속 증가하는데 남성은 260억 개의 지방 세포를 가지고 있는 반면, 여성은 그보다 10억 개 가량이나 많은 350억 개의 지방 세포를 가지고 있다. 따라서 비만률도 여성이 더 높은 편이다. 여성은 아기를 가져야 하는데 이때 지방이 영양분을 저장하고 배란을 하는 역할을 담당하기 때문이다. 다이어트를 극심하게 하면 생리가 멈추는 것도 그 때문이다.

이 지방 세포는 사춘기가 되면서 급속도로 증가되는데 사춘기 무렵 살이 찌면 지방 세포 개수는 그대로지만 세포 크기가 늘어난다. 지방 세포는 그 크기가 6배가량이나 커질 수 있는데 일단 늘어나면 완벽하게 줄어들지 않는다. 다음은 우리 몸의 적정 지방 비율이며, 이를 넘어서면 비만으로 분류되며 그 중에서도 복부비만은 건강에 상당한 영향을 미치는 만큼 꼭 해결해야 한다.

나 이(연령)	적정 지방 비율(%)
18~29	19~24
30~39	20~26
40~59	21~28
60~79	22~29

스트레스도 강력한 비만의 원인이다

그렇다면 비만은 어떤 이유로 발생하는 것일까? 우리가 흔히 비만 환자를 보면 상상하듯 단순히 많이 먹고 게으른 생활을 했기 때문인 걸까? 이 질문에 대해 많은 전문가들은 "아니오."라고 답한다.

다른 모든 것들과 마찬가지로 질병에도 연결고리가 있다. 즉 그 병에 걸린 다양한 원인과 결과가 있으며, 먼저 원인을 제거하기 전에는 결과를 바꿀 수 없다.

혹시 비만에 가장 큰 영향을 미치는 요소 중에 하나가 바로 스트레스라는 것을 아는가?

우리는 주변에서 갑자기 거처를 옮기거나 새 직장을 들어가거나 야근을 자주 하는 친구들로부터 "나 스트레스 받아서 살쪘어."라는 말을 쉽게 듣는다. 이는 갑작스러운 변화와 심리적 압박감이 체중 증가에 직접적으로 관여하고 있음을 경험적으로 증명하고 있다.

가장 흔한 스트레스로 인한 비만의 원인은 바로 폭식이다. 폭식이란 한 끼를 먹을 때 지나치게 많은 양의 음식을 먹고, 배가 부른데도 먹는 것을 멈출 수 없는 등 조절 능력을 상실한 상태를 말한다. 물론 끼니를 거른 뒤에는 몰아서 먹기도 하지만, 이러한 경우는 단순한 과식인 반면 폭식은 먹는 행위에 대한 조절력을 잃게 된다. 특히 체중에 지나치게 예민하거나 스트레스를 많이 받을 때 먹는 것으로 보상 행동을 하게 되는 경우 폭식증에 걸리기 쉬운데, 만일 폭식이 3개월 이상 동안 평균 일주일에 두 번 이상 발생했다면 필히 전문의사의 치료가 필요하다.

실제로 많은 비만 환자들은 자기가 폭식하는 원인을 스트레스에서 찾는다. 사람 사이의 관계에서 오는 갈등, 과중한 업무, 시험 압박부터 우울이나 불안감, 외로움 등의 정서적 문제 등 스트레스의 종류는 구체적이고도 포괄적이다. 따라서 이 같은 스트레스성 폭식의 경우는 스트레스를 먹는 것으로 보상하지 않고 풀어내는 방법을 찾는 것이 관건이다. 그런가하면 '스트레스를 먹는 것으로 푸는 행위'도 문제지만, 스트레스는 그 기전 자체만으로도 비만을 불러오는 각종 인체 시스템을 자극한다.

일단 스트레스를 받으면 우리 몸에서는 코티졸이라는 호르몬이 방출된다. 이 코티졸이 지나치게 증가할 경우 몸의 면역성이 떨어져 감기 같은 감염성 질환에 잘 걸리게 된다. 또한 코티졸이 만성적으로 방출되면 불안과 초조 상태가 지속돼 식욕의 증가와 폭식, 만성피로, 나아가 우울증, 정신장애, 수면장애 등을 초래하면서 건강을 해치게 된다. 즉 '스트레스→폭식→비만→우울'의 도식이 형성되는 것이다. 게다가 스트레스 때문에 살이 찐 것을 다이어트로 해결하려고 할 경우 문제는 더욱 커진다. 스트레스 관리법을 마련하지 못한 채 무리한 운동이나 절식을 하게 되면 또다시 이로 인한 스트레스가 다시금 폭식으로 이어지고, 이번에는 체중이 더 급속도로 늘어나게 되는 것이다.

코티졸이 불러일으키는 스트레스 행동 양상

코티졸은 우리 몸의 식욕을 촉진하고 지방을 몸에 저장하는 역할을 맡고 있는 호르몬이다. 따라서 비상시에 우리 몸을 외부적 공격으로부터 보호하고 기초 체력을 유지하도록 하는 데 반드시 필요한 호르몬인 셈이다. 문제는 이 코티졸이 다량 분비되어 몸의 균형을 깨뜨릴 때다.

코티졸은 스트레스를 받으면 그 수치가 상승하면서 '공격'에 대처하기 위해 뱃살의 비만 세포에게 혈관에 지방을 배출하라는 명령을 내리게 된다. 즉 필요한 에너지를 계속 공급하기 위해 우리 몸은 초콜릿과 사탕 같은 단 음식을 갈망하는 식욕을 늘리게 되고, 필요한 에너지를 저장해 두는 뱃살은 더 찌게 되는 것이다. 즉 스트레스를 받을 때 우리가 단 음식을 찾게 되는 것은 일반적인 욕구와는 다른 육체적 욕구이며 따라서 통제하기가 쉽지 않다.

다음은 코티졸이 분비되는 스트레스 상황에서 발생되는 징후들이다.

1. 뱃살이 더 찐다.
2. 초콜릿, 케이크, 알코올 같은 고칼로리 음식에 대한 욕구가 강해진다.
3. 오후가 되면 걷잡을 수 없이 졸음이 쏟아진다.
4. 두통이 생긴다.
5. 위가 붓는 느낌이 들거나 가스가 찬다.
6. 머리카락이 빠진다.
7. 생리 불순이나 중단 현상이 나타난다.
8. 집중력이 저하되고 깜빡깜빡 잊는다.
9. 신진대사가 잘 되지 않아 몸이 무겁다.
10. 밤에 깊은 잠을 자지 못한다.

위의 목록들 중에 3개 이상 해당될 때는 상당한 수위의 스트레스 상황에 놓여 있을 가능성이 높다. 따라서 이 같은 상황이 반복된다면 내가 스트레스 상황에 있음을 인식하고, 보다 마음을 편하게 가지려고 노력해야 한다.

그런가 하면 스트레스를 받을 때 먹게 되는 달콤한 음식도 문제다. 우리가 스트레스를 받을 때 초콜릿, 사탕 등을 먹게 되는 이유는 간단하다. 단 음식에는 당질이 많은데, 이 당질이 신경을 안정시켜 일시적으로 기분이 좋아지기 때문이다. 그러나 이 당질 또한 자주 많이 먹게 되면 비만에 악영향을 미친다.

또한 여성의 경우는 더 심각하다. 여성은 남성보다 스트레스에 취약하고, 스트레스를 받으면 단 음식의 섭취량이 두 배 이상 증가한다는 연구 보고가 있는데, 남자는 대부분 기쁠 때 식욕이 증가하지만, 여자는 우울할 때 식욕이 증가한다. 또한 여성들은 날씬해야 한다는 강박 관념 때문에 식사를 제한해서라도 체중을 줄이려고 하며, 이것이 또다시 다이어트가 끝난 뒤의 식탐으로 연결된다.

이처럼 비만은 우리의 정신적인 건강과도 밀접한 관련이 있다. 즉 몸에 대한 치료도 중요하지만 일단은 스트레스를 적게 받는 최선의 생활을 고수하고, 그럴 수 없는 환경이라면 자기의 스트레스를 스스로 줄일 수 있는 심리적 단련이 필요하다. 물론 여기에는 여러 명상이나 요가 등이 훌륭한 대안이 될 수 있다. 실제로 선진국에서는 의학적 치료와 더불어 심리 상담을 함께 하는 비만 치료가 속속 등장하고 있으며, 이는 우리나라에서도 점차적으로 증가해가는 추세다. 그러나 바쁜 현대인들에게 심리 상담과 식이요법, 의학적 치료라는 방대하고 장기적인 순환 치료가 얼마나 현실적으로 가능할지는 장담할 수 없다. 그렇다면 방법은 하나뿐이다. 미리 그 자신이 건강한 식습관을 자발적으로 선택해 건강과 활력 있는 육체의 힘으로 정신적 스트레스를 최소화하는 것이다. 또한 건강한 식습관은 자기만족으로 이어져 다이어트로 인한 불필요한 스트레스를 줄이는 데도 커다란 도움이 된다.

또한 스트레스 정도는 몸과 마음이 얼마나 건강하냐에 따라 확연히 달라지는 만큼, 균형 잡힌 식생활과 적절한 운동으로 체력을 유지하고 충분한 휴식을 취하면 스트레스 상황에서도 자신의 중심을 잃지 않을 수 있게 된다.

그런가 하면 스트레스를 자주 받을 때, 먹는 것을 대체할 아이템을 많이 개발해 놓는 것도 좋은 방법이다. 친구와 통화를 하면서 이야기를 하거나, 노트에 낙서를 하는 것도 좋고, 서랍 정리를 하거나 음악을 크게 틀어 놓고 노래를 부르거나 춤추기도 좋다.(본문 104쪽 속 든든한 저칼로리 식품 10가지 참조)

지금부터라도 스트레스를 받을 때 할 수 있는 일들의 목록을 미리 작성해 놓고 자신이 스트레스 상황이라고 느낄 때 실행해 보자. 이는 자연스레 먹는 일에 대한 관심을 줄여 스트레스로 인한 비만에 효과적으로 대처할 수 있는 힘을 길러 준다.

비만과 치명적 성인 질환과의
관계는 무엇인가?

흔히 보게 되는 40대 이상의 사람들은 열이면 아홉 정도가 배가 나와 있다. 그러나 이제는 20대 30대도 이 같은 복부비만에서 자유롭지 못하다. 설사 10대 때 청소년 비만을 겪지 않았어도 20대 30대를 거치면서 부적절한 생활 습관으로 인해 살이 찌고 마는 것이다.

문제는 이 비만이 점점 증가하고 있는 현대인의 성인병 질환과도 깊은 연관이 있다는 점이다. 최근 가장 무서운 병으로 꼽히는 암 질환을 살펴보자.

한국인은 남자 3~4명 중 1명이, 여자는 5명 중 1명이 암에 걸린다. 즉 길거리를 걸어가는 남자 10명 중 약 3명, 여자는 2명이 차후 암에 걸리거나 현재 암을 앓고 있는 사람들이다. 최근 들어 부쩍 암환자가 늘어난 것은 부정할 수 없는 현실이다. 설사 지금까지는 괜찮았다 해도 암은 고령일수록 쉽게 발생한다는 점에서, 젊은 사람들 또한 앞으로 암의 위협에서 벗어나기 어렵게 되었다.

지난해 국민건강보험공단과 대한비만학회가 조사한 '한국인의 비만 특성에 관한 조사'에 따르면 20대 비만 인구는 92년 8.1%에서 2000년에는 32.3%로 4배 증가했다. 또 30대는 18.8%에서 35.1%로, 40대는 25.2%에서 37.8%로, 50세 이상은 26.1%에서 36.6%로 증가하는 등 전 연령대에서 확연한 증가세를 보이고 있다. 그리고 이 같은 암의 증가는 비만의 증가와도 깊은 연관을 가진다.

최근 암의 형태가 확실히 다양해졌는데 이전의 암들이 위암, 폐암, 간암 등이 주를 이루었다면, 요즘은 신장, 식도, 대장 등에서도 암이 발생한다. 그 중 많이 발생하고 있는 신장암, 식도암, 대장암 등은 특히 유전이나 특수한 암 발생 물질이 아닌 먹는 것과 운동 부족의 문제가 그 주된 원인이다.

그런가 하면 노년 남성과 여성의 암 사망 중 각각 14%, 20%가량이 과도한 체지방에 의해 사망한다는 연구 결과도 있다. 과도한 체지방이 어떤 기전으로 암 사망 위험을 높이는지는 정확히 밝혀진 바가 없으나, 비만과 정적인 생활 습관에 의한 혈중 인슐린 증가가 암 세포 성장을 부추겨 암 사망 위험이 높아지는 것으로 알려져 있다. 인슐린이 증가하면 에스트로겐 등 기타 다른 호르몬이 혈액 내에 동시에 증가하면서 암 발병 위험이 높아질 뿐 아니라 이미 그 병에 걸린 환자라면 암 세포 성장이 빨라지게 된다.

또한 국내에서도 비만과 암에 대한 상관관계를 밝힌 최초의 연구 결과가 나와 화제를 일으킨 적이 있었다. 연세대 보건대학원 연구진이 국민건강보험공단, 미국 존스홉킨스대 보건대학원 연구팀과 체중과 사망 위험의 상관관계 연구를 위해 30~95세 한국인 120만여 명을 12년간 관찰한 결과, BMI(체질량지수) 수치가 비만(30 이상)에 속하면 그렇지 않은 사람에 비해 암 발병률이 평균 1.5배 높았던 것이다.

비만이 어떻게 해서 암으로 발전하는지 상세한 부분은 아직 연구 중이지만 밝혀진 사실에 따르면, 비만은 체내 지방산과 세균 감염 가능성을 높이고 이상 세포의 자살을 막아 암을 일으킨다. 또한 체지방이 많아지면 면역계가 억제되고, 염증을 만드는 단백질을 다량 분비시켜 암 발병과 성장을 촉진한다. 그리고 이로 인해 위산역류, 고혈압, 담석, 지방간 등도 식도암, 신장암, 담낭암, 간암 발병 위험도 높아진다.

비만이 새로운 암의 원인으로 등장하면서 이제 암에 대한 연구도 그 양상이 달라졌다. 불과 10년, 20년 전만 해도 흡연이 암 환자 원인의 30%를 차지했던 반면, 이제 비만 인구는 증가하고 흡연 인구는 급격히 감소하고 있는 만큼, 머지않은 미래에는 비만이 흡연을 뛰어넘는 가장 큰 암 유발 원인이 될 것이라는 전망이 속속 등장하고 있다.

그런가 하면 혈관 관련 질환도 비만과 무관하지 않다. 비만은 콜레스테롤과 혈압 수치를 상승시켜 혈관이 터지거나 막히게 해서 각종 혈관 질환을 유발한다. 많은 연구들에 의하면, 비만인 사람의 경우 심혈관 질환과 뇌혈관 질환에 걸릴 가능성이 정상인에 비해 평균 2.4배 높은 것으로 나타났다.

더 나아가 비만을 해결하면 암과 다른 현대병 발병률이 감소한다는 연구 결과도 있다. 체중이 정상보다 45kg 이상이나 더 나가는 과체중 환자들이 살을 빼고 나자, 암 특히 유방암, 대장암 발병 위험이 크게 감소된 것이다. 이들은 살을 빼고 난 뒤 건강한 사람들과 함께 5년간 실험의 대상이 되었고, 그 결과 암 발병 위험이 약 80% 가량 낮아져 정상인과 비슷한 상태로 돌아올 수 있었다. 이외에도 다른 많은 연구들을 종합해 보면 비만을 해소함으로써 얻어지는 총체적인 암 발생률 감소는 30% 정도인 것으로 보인다.

　이 모든 활발한 연구 결과들이 말하는 요지는 간단하다. 살만 빼도 병에 걸릴 위험이 적어지며, 비만을 해결하는 것이 그 어떤 암 예방보다 탁월한 효과를 가진다는 점이다. 이를테면 우리가 흔히 알고 있는 암 발생 원인인 탄 음식과 화학 조미료, 나쁜 공기 등을 아무리 잘 피해도, 몸이 비만이면 이런 노력들도 별 소용이 없다. 바꿔 말해 이 모두를 잘 지키고 몸까지 날씬하다면 암에 대한 두려움에 떨 이유가 없다는 것이다. 이와 관련해 단적이면서도 명쾌한 명언을 하나 소개해 보고자 한다.

　"아무리 암 예방에 좋다는 약도, 비만 환자가 5kg을 감량하는 것만큼 훌륭하지 않다."

현대병은 연쇄적으로 발병한다

당뇨와 고혈압, 비만 등은 언뜻 보면 각각의 병인 듯 생각되지만 같은 원인에서 비롯된 병들이다. 이 질환들을 특징은 하나가 발병하면 마치 꼬리에 꼬리를 물듯 다른 것들도 함께 발병한다는 점이다.

뿐만 아니라 동맥경화, 50대 남성의 고질병인 전립선 비대증, 퇴행성 관절염 또한 같은 원인에서 발병하거나 위의 질병들과 동시에 나타나는 질병으로 분류되어 있다. 즉 이 질병들은 연쇄적으로 발병하는 꼬리에 꼬리를 무는 둥근 원 구조를 가지는 셈이다.

그리고 그 구조의 가장 위쪽, 즉 근본적 원인이 비만이라는 점은 더 이상 의심할 여지가 없다. 비만 환자는 정상인에 비해 당뇨병 발생 위험이 3.7배 높으며, 당뇨병 환자의 80%는 비만 환자다. 운동량이 부족하고 많이 먹는 비만 환자들은 인슐린 저항성이라는 현상을 앓게 되는데 이는 혈중에 인슐린이 아무리 많아도 포도당이 소비되지 못하고 뱃살로 쌓이는 현상을 말한다.

특히 이 복부 비만으로 인한 인슐린 저항성은 특히 동양인에게 위험하다. 몸집이 작은 동양인의 경우, 체중이 조금만 늘어도 서양인보다 받는 타격이 크기 때문이다. 최근 우리나라도 체중 증가와 함께 당뇨도 증가하고 있다는 점이 그 증거다.

또한 비만으로 인한 당뇨, 고혈압 등은 그 자리에서 멈추는 것이 아니라 또다시 심근경색, 뇌경색 등의 치명적인 질환을 불러온다. 말 그대로 또 다른 합병증이 덧붙여지는 것이다. 이런 질환들은 남아 있는 여생을 고통 속에서 살도록 만들어 삶의 질을 급격히 떨어뜨리는 무서운 병이며, 한번 발병하면 완벽한 치유가 어렵다.

결국 비만은 이 치명적 질환의 먹이사슬의 가장 처음에 존재하는 질병으로써, 이 비만을 치유하면 나머지 질병을 예방할 수 있게 된다는 점에서 과체중 환자의 5kg 감량은 생각보다 엄청난 효과를 불러오게 된다.

암은 결국 비만을 앓는 세포의 반란이다

비만이 가져오는 무서운 결과들 중에서도 암은 요주의 대상이다. 그렇다면 아직까지도 무서운 난치병으로 불리는 암은 과연 어떤 질병이고, 어떤 원인으로 발생하는 것일까?

최근 들어 암은 더욱 악랄해져 그 공격의 손길이 닿지 않는 신체 부위가 없으며 환자 비율도 무섭게 증가하고 있다.

2007년 국내 통계청 조사 결과, 우리나라 사망 원인 1위는 전체 사망자의 27.6%를 차지한 암으로 1996년 대비 사망률이 가장 많이 증가한 질병으로 알려졌다. 다음은 보기 쉽게 정리한 암 사망자 통계율이다.

〈인구 10만 명당 암 사망자 수〉

구 분 (년)	1996	2000	2005	2006	2007
사망자 수	110.1	123.5	134.5	134.8	137.5

〈암 환자 진료비 증가 현황〉

구 분 (년)	2002	2003	2004	2005	2006
진료비(억원)	9,610	11,158	12,827	16,578	20,615

통계에서도 볼 수 있듯이 현재 국내에서도 암은 가장 심각하게 극복해야 할 질병임에 틀림없다. 국민 10명 중의 2~3명이 암으로 사망하는 상황에서 암에 대한 연구와 치료 기술도 나날이 발전하고 있지만, 그럼에도 사망 증가율은 점차 늘어나는 추세이기 때문이다.

암이 가장 무서운 질병으로 분류되는 이유는 높은 사망률, 더 나아가 암의 손길이 뻗치지 않는 인체 조직이 없다는 점 때문이다.

우리의 오장육부 장기에는 물론 뇌와 목, 혀와 피부, 심지어 근육과 뼈, 혈액까지도 암으로부터 안전하지 않다.

또한 암은 어떤 것은 천천히 커지는 반면 공격적인 암은 빠르게 성장해 순식간에 사람을 죽음으로 몰고 간다.

언뜻 암은 매우 광범위하게 벌어지는 죽음의 병처럼 보이지만, 세부적으로 들어가 보면 섬세하고 미묘한 메커니즘을 통해 형성된다.

우리가 암세포라고 부르는 것은 바로 우리 몸 조직의 일부로 일종의 내부의 반란자다. 외부에서 갑자기 들어와 형성된 것이 아니라 우리의 정상 조직과 똑같은 세포가 변이되어 해로운 세포 덩어리로 변하는 것이다.

우리 몸은 전체적으로 가장 세밀한 부분으로 분리하면 세포라는 물질에 다다른다. 말하자면 이 세포는 우리 몸에 한 장 한 장 쌓아올리는 벽돌과도 같다.

이 세포들이 제각각 협력하고 움직이는 가운데 균형이 흐트러지면 암세포가 생겨나고, 이 암세포가 또다시 전체적인 균형을 깨뜨리면서 몸의 혼돈을 불러온다.

예를 들어 정상적인 조직은 수백만 개의 세포가 서로 협력하고 의사소통을 하면서 긍정적인 조직망을 형성한다. 그러나 암세포는 정상 세포와는 달리 이기적이고 주변과는 상관없이 자기 증식에만 관심이 있고, 주변 세포의 도움 없이도 혼자 자라나는 법을 알고 있다. 그리고 이 암세포는 단시간에 생겨나는 것이 아니라 수 년, 또는 수십 년에 걸쳐 천천히 생성되고, 일단 생성되면 무서울 정도로 강력한 힘을 발휘하여 주변으로 퍼져나간다.

그렇다면 이런 암세포가 등장하게 된 이유는 무엇일까?

우리 몸은 늘 세포 분열을 하며 증식하고 운동한다. 그런 가운데 사실상 암세포가 등장하지 않을 수 없다. 인간 사회에도 돌연변이가 있듯이 수억, 수조 원개의 세포 중에 돌연변이가 일어나지 않는다는 것은 불가능하기 때문이다. 문제는 그 돌연변이를 키우고 증식시키는 여러 외부적 요인들이다.

지금껏 암으로 인한 사망의 3분의 1은 흡연으로 인한 것이었고, 그 중 10분의 1만이 식생활 문제로 인한 것이었다. 그러나 현재 다시금 측정된 수많은 연구 결과에 의하면, 현재는 암 원인의 절반이 바로 음식물과 식습관에서 비롯된다. 한 예로 서구식 식생활을 한 사람의 경우 중앙아프리카 등 전통적인 식생활을 갖추고 있는 이들보다 대장암 발병률이 무려 10배~20배에 달한다.

여기서 그 중요한 원인으로 지목되고 있는 것이 동물성 지방과 육류인데, 특히 붉은 육류는 고온에 구우면 강력한 발암 물질이 생성된다.

한 예로 KBS-TV에 방송된〈생로병사의 비밀〉에서는 '뚱뚱한 당신, 암세포가 노린다' 는 주제 하에 비만이 암 발생의 원인일 뿐 아니라 암의 성장을 촉진시킨다는 내용을 방송한 바 있다. 미국의 고도비만 환자들을 16년간 추적 조사했더니 암 사망률이 정상 체중의 사람보다 남자는 52%, 여자는 62% 더 높았던 것이다. 그리고 고도비만으로 위 축소 수술을 받자 암 발생율이 크게 감소했다.

이는 비단 미국만의 사례가 아니다. 우리나라도 위암, 간암 같은 질환에 비해 유방암, 전립선암, 대장암 등 비만과 관련된 암 발생률이 급격히 증가하고 있다.

또한 동물 실험을 통해서는 뚱뚱한 쥐일수록 암세포가 빠르게 자라는 것을 확인한 바 있는데, 이는 지방 조직에서 분비되는 여러 가지 화학물질 중 성장 속도를 증가시키는 물질이 증가하기 때문이다. 또한 지방 조직에서 분비되는 염증을 일으키는 물질 역시 암 발생에 영향을 준다. 결국〈생로병사의 비밀〉은 금연과 체중조절 등 생활습관 개선 만으로 암 발생의 70%를 예방할 수 있다는 말로 결론을 맺었다.

이처럼 암은 비만을 부추기는 여러 외부적 문제에 따라 지방 조직과 세포가 발생하는 질병이며, 따라서 식생활 문제와 그 비극적 결과인 비만 등을 해결함으로써 그 발병률을 낮출 수 있다. 비만에 대한 다양한 이해와 복합적인 치료와 개선 방법이 필요한 것도 이처럼 비만이 치명적 질병들과 직간접적으로 연결되기 때문이다.

다음 장에서는 우리가 실시하고 있는 다이어트들이 왜 연속적으로 실패하는지, 우리가 다이어트의 바이블이라고 믿는 것들을 시행해도 왜 살을 뺄 수 없는지, 그 맹점들을 분석하고 보다 효율적이고 건강 친화적인 다이어트로 나아가는 여정을 소개할 것이다.

살이 빠지지 않는 실패 이유는 무엇인가?

운동만으로 살을 뺄 수 없다

많은 이들이 운동만 잘해도 살을 뺄 수 있다고 믿고 있지만, 사실 우리 몸의 체지방은 그리 만만한 것이 아니다. 예를 들어 체지방 1kg을 감량하려면 약 7000kcal의 소비량이 필요하다. 사람마다 조금씩 차이는 있겠으나, 평균 하루에 한 시간씩 헬스클럽에서 열심히 러닝머신을 뛰었을 때 빠지는 칼로리가 400~600kcal, 수영 한 시간에 약 500kcal라는 점에서 7000kcal는 결코 쉽게 뺄 만한 양이 아니다.

그러나 어떻게든 이것을 한 달 동안 지속했다고 치자. 이론상으로는 이렇게 한 달을 지내면 총 12000~17000kcal를 소비해 체지방 2~3kg을 뺄 수 있다는 계산이 나온다. 그러나 과연 우리가 이 운동량을 한 달 동안 꼬박꼬박 지켜낼 수 있을까?

이에 대한 대답은 사실 부정적일 수밖에 없다. 이 정도의 운동량은 사실 전문적인 운동선수가 아닌 일반인이 겪어낼 수 있는 수준이 아니다. 물론 다른 바쁜 일들을 모두 접고 운동에만 전념한다면 모르겠으나, 대다수는 일주일도 지나기 전에 포기할 가능성이 높다. 즉 애초에 한 달 내내

하루에 한 시간씩 운동하겠다는 결심을 한 것까지는 좋지만, 그 실현 가능성은 사실 제로에 가깝다고 봐도 과언이 아닌 것이다.

아래의 칼로리 표를 한번 살펴보자. 얼마나 운동해야 7000kcal를 소모해 우리 몸의 체지방 1kg을 줄일 수 있는지를 알 수 있을 것이다.

운동 종류	체중 50kg	체중 60kg	체중 70kg	체중 80kg	체중 90kg
스트레칭체조	21	25	29	33	37
요 가	21	25	29	33	37
산 책	22	26	30	34	38
볼 링	25	30	35	40	45
천천히 자전거타기	31	37	43	49	55
골프(연습장)	31	37	44	50	57
골프(필드)	34	41	48	55	62
춤추기	34	41	48	55	62
팔굽혀펴기	35	42	49	56	63
빨리 자전거타기	37	44	52	59	67
에어로빅	42	50	59	67	76
계단 오르내리기	48	58	68	78	88
탁 구	50	60	70	80	90
스 키	59	70	82	93	105
테니스	59	70	82	93	105
배드민턴	59	70	82	93	105
배 구	59	70	82	93	105
농 구	67	80	93	106	119
윗몸일으키기	72	86	101	115	130
줄넘기	75	89	104	118	133
조깅(천천히)	79	94	110	125	141
수영(자유형)	145	175	204	234	263
수영(접영)	184	220	258	295	332

위의 칼로리 소모는 대략 평균적인 것으로 약 15분 단위로 계산한 것이다. 즉 한 시간 운동량은 그에 곱하기 4를 하면 된다. 예를 들어 우리가 일상적으로 쉽게 할 수 있는 자전거 타기는 한 시간에 약 150kcal가 빠진다. 그리고 7000÷150을 해보면 46시간이라는 답이 나온다. 즉 체지방 1kcal를 빼려면 자전거를 46시간 타야 하는데 이는 매일 같이 한 시간 반을 타야 한다는 것을 의미한다. 과연 이것을 쉽게 할 수 있다는 생각이 드는가? 아마 아닐 것이다.

즉 위의 운동들의 경우 한 달 동안 계속적으로 지속하기 어렵다는 점에서, 현실적으로 운동만으로 뺄 수 있는 최대 체지방은 한 달에 0.5kg~1kg 정도일 것이다. 그러나 이마저도 쉽지만은 않다. 많은 다이어트 도전자들이 매일 기대하며 체중계에 올라가는데, 한 달이 지나고 두 달이 지나도, 심지어 석 달이 지나도 몸무게에 전혀 변화가 없다고 호소하는가 하면 심지어 더 찌는 경우도 적지 않다.

그럴 경우 우리는 커다란 실망감은 물론 우리가 믿었던 다이어트 바이블을 의심하게 된다. 대체 한두 달이나 운동을 했는데 살이 빠지지 않는다는 점에서 놀라게 된다. 그렇다면 이처럼 열심히 운동을 했는데도 몸에 변화가 없는 것은 무엇 때문일까?

여기서 우리는 중요한 한 가지 사실을 기억해야 한다. 우리 몸은 일정 기간 활동을 하면 그만큼의 에너지를 소비하고, 그 이후에는 그것을 보충하려는 본능을 가지고 있다는 점이다. 여기서 에너지 보충이란 당연히 음식을 먹는 것을 말한다. 또한 살을 빼겠다고 운동을 하고도, 이만큼 운동

했으니 괜찮겠지라고 생각해 오히려 더 많은 음식을 섭취하게 되는 경우도 비일비재하다.

실제로 운동을 많이 해본 사람이라면, 활동량이 많은 운동을 하고 난 뒤에 허기를 참는 게 얼마나 힘든 일인지를 잘 알 것이다. 운동을 하고 집에 돌아와 잠자리에 들기 전까지 입을 꾹 다물고 음식 곁을 지나치는 것은 고역 중에도 고역이다. 그런가 하면 이것을 이기지 못해 간식 몇 가지만 먹어도 모든 것이 허사가 된다.

예를 들어 수영을 한 시간 하면 500kcal가 빠진다. 그러나 수영을 하고 집으로 돌아오면서 오뎅 두 개를 먹고 집에 돌아와 과일 한 개를 먹고 나면, 지금까지의 노력은 모두 도루묵이 된다. 즉 운동량을 늘리면서 허기를 느껴 무심코 집어 먹게 되는 간식, 운동을 했으니 이 정도는 괜찮겠지 생각해서 먹는 음식들이 운동의 효과를 무효로 만들어버릴 뿐 아니라 심지어 체중을 더 늘게 만드는 것이다.

이 정도는 그래도 나쁘지 않다. 기본적으로 운동을 하면서 먹으면 어느 정도 체중이 유지될 뿐 아니라 몸도 건강해지기 때문이다.

이보다 문제가 되는 것은 단기간에 무리한 운동을 해서 급작스럽게 살을 빼려 하는 것이다. 내가 아는 한 헬스 코치는 많은 사람들이 다음과 같은 엉뚱한 질문을 물어볼 때가 참 난감하다고 한다. 바로 "운동 3개월만 하면 효과를 볼 수 있나요?"라는 질문이다. 그러나 이 질문에는 명확한 답을 주기가 쉽지 않다. 3개월이라고 해서 사람마다 운동량이 같지 않으니, 어느 정도 효과를 볼 수도, 그렇지 않을 수도 있기 때문이다. 게다가 운동은 지속적으로 하지 않으면 이전의 체중을 유지하는 것이 불가능하다. 그런데도 사람들은 3개월이라는 단기간에 자신의 목표 체중을 향해 돌진하면서 자기 몸을 망치려고 한다.

물론 운동을 하면서 그 즐거움을 알게 되어 이를 지속시키는 사람들도 없지 않지만, 이렇게 야심찬 질문을 던지는 사람들 치고 끈질기게 하는 사람이 없다. 오히려 그들이야말로 대개 첫 몇 주 동안 무리하게 운동하다가 결국 이를 지속시키지 못하고 중도에서 하차해 버린다.

실제로 헬스를 운영해보면 한 달 치 회원권을 끊어놓고도 첫 주만 반짝 나올 뿐 지속적으로 운동을 하러 오는 사람은 그다지 많지 않다고 한다. 어떤 헬스클럽은 고객들이 사물함에 운동화며 운동복을 가져다 놓고 한두 주가 지나자 발걸음을 끊어, 매달마다 주인 잃은 운동화와 운동복을 처리하느라 골머리를 앓기도 한다. 즉 이런 경우는 좋은 운동을 오히려 해롭고 부정적으로 활용하는 경우이며 절대 건강에도 다이어트에도 도움이 되지 않는다.

가장 좋은 것은 가벼운 운동을 지속적으로 하는 것이다. 또한 반드시 운동과 함께 적절한 식습관 조절이 동시에 진행되어야 한다. 마지막으로 운동은 살을 빼주는 만병통치약이 아니라, 오히려 체중을 일정하게 유지시켜 주는 보조 역할이라는 것을 명심해야 한다.

즉 운동 그 자체가 도움이 안 되는 것이 아니라, 운동이면 모든 것이 해결된다고 생각하는 태도가 문제인 셈이다.

배 나온 직장인들, 과연 운동만 해서 살을 뺄 수 있나?

요즘 들어 많은 직장인들이 저녁에 퇴근하면서 회사 근처의 헬스클럽에서 열심히 땀을 뺀다. 특히 30대 후반이나 40대 초반의 배 나온 이들의 경우 이번에는 꼭 뱃살을 빼겠다고 마음을 먹고 도전한다. 게다가 젊었을 때는 다들 운동을 해서 체중 조절을 해본 경험이 있기 때문이다.

그러나 안타깝게도 30대 중반을 넘어서면 운동만으로 살 빼기가 어렵다.

30대 이후가 되면 여러모로 현장에서 뛰는 일이 줄어들고 회식은 잦아지며, 주말이 되도 활동량이 줄어든다. 또한 체력이 약해지면 이를 기운이 없다고 생각해 보양식 등으로 해결하려는 식습관까지 가지게 된다.

그런가 하면 0대의 신체조건은 20대 때와는 다르다. 즉 20대에는 운동만 해도 체중 조절이 가능하고 몇 끼만 굶어도 몸무게를 줄일 수 있었지만, 30대가 되면 이른바 '나잇살'이라고 하는 군살이 쌓이게 된다. 나이가 들수록 기초대사량이 떨어져 쓰고 남는 열량이 많아지기 때문이다.

30대가 되면 노화가 본격적으로 진행되는데 근육은 줄고 체지방은 는다. 여성의 경우 20대에는 20% 정도 됐던 체지방이 30대가 되면 30%까지 증가하며 이후로도 꾸준히 증가한다. 또한 남녀 할 것 없이 신진대사율이 떨어지고 이는 40대, 50대가 될수록 꾸준히 감소한다.

따라서 30대 중반이 넘었다면 무턱대고 운동을 하는 대신 다이어트 전에 자신의 몸 상태를 체크하고 건강에 이상은 없는지를 먼저 살핀 다음 자신에게 맞는 다양한 운동과 식이요법을 병행해야 한다.

또한 30대부터는 복부비만이 쉽게 생기고 팔다리는 가늘어지기 시작하므로 몸의 근육량을 늘리기 위한 단백질을 꾸준히 섭취하고 근력운동 또한 병행해야 한다. 즉 30대가 넘어 헬스클럽에서 무조건 러닝머신만 달린다고 해서 배가 들어가거나 멋진 몸매를 갖게 되는 것은 아니며, 20대 때처럼 굶는 다이어트로도 절대 효과를 볼 수 없다는 점을 기억해야 한다.

몸을 따뜻하게 해야 살을 뺄 수 있다

비만이 하나의 사회적 현상으로 굳어지면서 그 원인에 대한 연구와 정부의 지원도 훨씬 늘어났다. 이를테면 영양 과잉이 비만의 원인이라는 결과가 나오면서 식단에 대한 관심이 증폭하고 다양한 식이요법이 등장하는가 하면, 국민들의 운동 부족을 해결하기 위해 정부까지도 팔을 걷어부치고 나섰다.

그 결과 식단 조절을 일상적으로 실천하는 가정들도 늘어났고, 각 자치단체들에서도 작은 공원에 운동기구들을 설치하고 있다. 게다가 다양한 운동기구들이 불타나게 팔리면서 집집마다 운동 기구 하나 갖추지 않은 집이 없게 되었다.

그렇다면 이런 사회적 자극과 해결 노력들은 얼마나 큰 효과를 보았을까?

안타깝지만 이 같은 여러 자구책에도 불구하고 우리의 비만 인구는 감소하기는커녕 나날이 늘고 있는 것이 현실이다. 또한 먹는 것을 조절해 살을 뺐다는 사람보다는 오히려 잘못된 다이어트로 질병에 걸리는 인구가 늘어가고, 운동 기구는 결국 집안에서 먼지만 쌓인 채 뒹굴고 있다. 이는 식이요법과 운동만 강조하는 최근의 다이어트 경향이 비만을 해결하기에는 역부족이라는 사실을 잘 증명하고 있다.

앞에서도 간단히 언급했지만 우리 몸의 비만은 몸의 가장 작은 조직인 세포와도 깊은 관계가 있다. 우리 몸은 항상 탄력과 윤기가 있는데 그것은 피부나 몸이 건강하다는 증거다.

또한 피부나 몸이 건강하다는 것은 결국 우리 몸과 피부를 구성하는 가장 작은 단위인 세포가 건강하다는 의미이기도 하다. 그리고 이 세포가 건강할 때 우리 몸은 활력에 넘치며 적당한 온도를 유지하게 된다.

그렇다면 비만은 과연 세포와 어떤 연관을 가지는 것일까?

비만은 지방이 죽은 세포를 감싸고 있는 형태다. 죽은 세포란 결국 차갑게 굳어 스스로를 데우는 온도를 잃어버린 세포를 말하는데, 이처럼 세포가 차가워지면 세포 안의 순환이 멈추면서 딱딱하게 굳어버린다. 그리고 이 굳은 세포들이 여러 층 쌓이고 붓고 굳기 시작해 체격은 커지지만 뱃속은 차가워져 체력은 더 떨어지게 된다.

즉 비만이란 지방 그 자체 때문에 생기는 것이 아니라, 차가워진 세포가 지방을 연소시키지 못해 생긴다.

지방은 우리 몸의 자연스러운 일부로서 세포와 몸이 따뜻하면 잘 분해되고 잘 연소되면 살이 찔 이유도 없는 것이다. 그러나 몸이 차가워져 그 지방을 분해하고 배출하는 능력이 떨어지면 그때부터 지방이 죽은 세포와 더불어 쌓이게 된다.

즉 지방 흡입술은 몸의 세포를 건강하게 만들지 않는 한 어차피 도루묵이 될 어리석은 일이며, 그렇게 해서는 근본적인 비만 치료가 될 수 없다.

그렇다면 세포 건강을 위해서는 어떤 일들을 해야 할까?

흔히 채식이나 운동을 비만 해소의 가장 좋은 방법이라고 말하지만, 이것만으로는 세포를 건강하게 만들 수 없고, 지방 연소를 도와 살을 빼는 것도 힘들다.

실제로 우리는 채식주의자나 운동선수가 채식 식단과 많은 운동량에도 불구하고 살집이 두툼한 몸을 가지고 있는 경우를 적지 않게 보지 않는가. 즉 비만을 치료하려면 지방이 감싼 죽은 세포를 떨어져 나가게 하고 다른 살아 있는 세포들에 활력을 부여해야 하는데, 그러기 위해 가장 필요한 것이 바로 따뜻한 온도다.

몸에 따뜻한 기운이 많은 사람은 세포의 움직임도 활발하고 그로 인해 신진대사도 원활하다.

그런데 최근 우리의 생활 문화는 몸을 차갑게 만드는 요소들이 적지 않는 만큼 세포 건강을 지켜 비만을 해결하려면 우선 우리 몸을 차게 하는 생활문화부터 개선해야 한다. 즉 운동과 식이요법을 주장하는 수많은 처방들에도 불구하고 비만환자가 늘어나는 것은 바로 몸의 생명 온도를 소홀히 했기 때문이다.

또한 약을 줄이는 것도 필수적인 요건이다.

예를 들어 몸이 차가워지면 열이 머리로 올라 성격이 급해지고 짜증이 늘고 몸 이곳 저곳이 아프게 된다.

이때 이 증상을 약물로 다스리게 되면, 화학적 처치가 몸을 더 차게 만들어 정상 세포의 운행을 방해하고 결과적으로 죽은 세포들을 더 많이 만들어 내게 된다. 또한 몸이 비대해지면서 나타나는 비만 합병증 역시, 비만 자체 때문이 아닌 몸의 온도와 오장육부가 차가워지면서 나타나는 현상이다.

그런가 하면 생명 온도가 떨어지면, 비만뿐만 아니라 연속적으로 이어지는 당뇨나 심장질환 등 다른 질병들도 발병할 가능성이 높다.

우리 몸은 서로가 연결되어 있어 어느 장기가 나빠지면 나머지도 기운을 잃고 급속도로 악화되기 때문이다. 그것은 육체뿐만 아니라 정신도 마찬가지다.

몸이 아프기 시작하면 연쇄작용으로 정신까지도 병들고, 결국 몸과 마음 전체가 종합선물세트처럼 아프게 된다. 즉 비만을 치료하려면, 살빼기에만 몰두하지 말고 전체적인 몸의 증진을 함께 도모해야 하며, 이는 자연의 법칙과도 일맥상통한다.

더 나아가 최근 유행하는 다이어트들은 오히려 몸을 더 차갑게 만드는 데 주력한다는 점도 짚고 넘어갈 필요가 있다.

예를 들어 운동을 무리하게 하면 열이 방출되면서 뱃속이 더 차가워지는데, 이때 덥다고 해서 찬 음료 등을 마시는 것은 치명적인 습관이며, 냉장고를 상시적으로 이용하는 것 또한 몸을 차게 하는 주범이다.

사실 많은 다이어트 이론들 중에 어느 것이 맞고, 어느 것이 틀린지는 이처럼 의학기술이 발달한 시대에도 명확히 말하기 힘들다.

또한 각자의 개별적 특성에 따라 어느 방법이 더 좋고 나쁠 수는 있다.

그러나 몸 구석구석을 돌보는 따뜻한 온도에 관심을 두는 것은, 하나만 생각하고 둘은 고려하지 않는 요즘의 다이어트들에 대해 시사하는 바가 적지 않다고 할 수 있다.

꼭 알아야 할 핵심 1

몸을 따뜻하게 해주는 생활습관을 익히자

평소 몸을 차갑게 하면 세포가 죽으면서 붓게 되는데, 이것이 바로 비만으로 연결된다. 따라서 비만을 예방하려면 평소 몸을 따뜻하게 하는 습관이 필요하다.

1. 피로는 그때그때 푼다

우리 몸의 피로는 가만히 놓아두면 한없이 쌓이게 된다. 이렇게 피로가 쌓이면 뱃속의 오장육부의 세포들이 차가워져서 기운이 없고, 머리가 뜨거워져 정신이 흐려지고 뱃속은 차가워진다. 피로를 쌓는 요인으로는 과도한 노동이나 심리적 스트레스 등등이 있는데, 지나치게 과로했거나 신경이 예민해지는 일이 있다면 그날의 피로를 쌓아두지 말고 그때그때 풀도록 하자.

2. 따뜻한 목욕은 몸 온도를 보호한다

피로가 쌓이면 몸의 체온이 떨어진다. 이때 따뜻한 목욕은 빨리 체온을 올려주어 피로회복에 도움이 된다. 몸에 열이 보충되어 기운이 생기고 순환이 잘되어 땀이 나며 막힌 곳이 풀리는 것이다. 그러나 목욕 후에 차가운 물을 마시는 것은 애써 데운 몸을 도로 차게 만드는 일이니 피하고, 대신 따뜻한 차를 천천히 마시며 쉬는 것이 좋다.

3. 무리한 운동은 몸을 차게 만든다

운동을 하면 대개 몸이 순환되고 땀이 난다. 이때 가벼운 운동은 뱃속의 온도에 무리를 주지 않지만 지나치게 오래하거나 격렬한 운동은 팔다리 근육 등의 순환을 촉진해 몸 열은 발생시키지만 뱃속의 근육은 기운을 잃고 차가워진다. 무리하게 운동을 하다가 그 자리에 쓰러지거나 목숨을 잃는 경우도 바로 이 때문이다. 운동은 되도록 무리가 없는 것을 천천히 하고 운동할 때 깊은 호흡을 통해 몸을 다스리는 것이 좋다.

4. 찬 음료를 피해야 한다

차가운 음료나 아이스크림이 몸에 들어가면 그 온도를 올리기 위해 우리 몸은 많은 열을 잃게 된다. 또한 머리가 몽롱해지고 뱃속이 차가워져 열이 빠져 나가고 위와 장의 세포들이 오그라들게 된다. 어쩔 수 없이 차가운 것을 먹었다면 재빨리 따뜻한 물 등을 보충해주어 뱃속의 온도를 적정하게 유지해 주어야 한다.

5. 환절기에는 따뜻하게 입고 노출을 삼간다

온도 변화가 극심한 계절에는 사람의 몸 온도도 오락가락한다. 이때 몸에 충분한 기운을 가지고 있으면 외부의 온도에 면역력을 가지지만 그렇지 못할 경우 차가운 기운이 몸으로 파고들어 각종 질환에 걸리게 된다. 따라서 환절기에는 목을 따뜻하게 하고 속옷을 잘 입어 몸의 온도를 유지하고, 따뜻한 물을 충분히 마셔 수분 부족으로 인한 호흡기 질환을 예방하자.

배고플 때 많이 먹어도 안심되는
속 든든한 저칼로리 식품10가지

곤약 100g 19kcal 칼로리가 낮은 반면 포만감이 높아 다이어트 식품으로 제격.

살짝 데쳐 간장 소스나 양념장을 찍어 먹으면 맛있다.

연두부 100g 45kcal 일반 두부가 100g당 70~80kcal인데 비해 칼로리가 훨씬 낮다.

소화흡수도 잘 돼 위에 부담을 주지 않는다.

토마토 100g 16kcal 100g에 148kcal인 밥과 비교해 칼로리가 9배 이상 낮다.

비타민이 풍부하고 염분을 체외로 배출해주는 효과도 있다.

닭가슴살 100g 110kcal 닭가슴살은 100g에 110kcal로 다른 육류에 비해 낮은 편.

삶으면 칼로리는 더 낮아진다. 기름기가 적고 맛이 담백해 샐러드나 냉채 등에 제격이다.

미역 100g 28kcal 낮은 칼로리에 비해 포만감을 준다.

초무침이나 회, 냉국 등 기름을 쓰지 않고 조리하면 칼로리를 더 낮출 수 있다.

새송이버섯 100g 28kcal 적게 먹어도 포만감을 주는 식품. 종이호일을 깔고 팬에 구워

조리하면 칼로리도 낮추고 영양소를 충분히 섭취할 수 있다.

오이 100g 20kcal 수분이 많아 신체 내에서 이뇨제 역할을 하는 오이. 칼륨과 섬유질이

풍부해 몸속의 유해 성분을 체외로 배출해 준다.

브로콜리 100g 43kcal 섬유질이 풍부한 다이어트 식품. 비타민 A가 풍부해 면역력을

길러주고 철분함량 또한 높다. 그냥 먹는 것보다 찌거나 데쳐 먹는다.

양상추 100g 10kcal 칼로리가 낮아 샐러드에 빠지지 않지만 대개 드레싱을 함께 먹는 것이

문제다. 간장, 겨자소스, 식초 등 저칼로리 드레싱을 곁들일 것.

흰살생선 100g 50kcal 등푸른 생선보다 흰살 생선이 훨씬 칼로리가 낮다. 기름에 구우면

칼로리가 높아지므로 찌거나 오븐에 구워 야채와 함께 먹는다.

- 출처 : 우먼센스 브로마이드 부록 참조 -

칼로리 조절만으로 살을 뺄 수 없다

일부 다이어트 전문가들은 음식의 칼로리를 일일이 계산하면서 먹는 것은 그야말로 바보스러운 일이라고 말한다.

물론 다이어트를 하는 많은 이들이 음식의 칼로리를 줄줄이 꿰고 있는 것은 결코 이상한 일이 아니다. 칼로리만 낮춰도 어느 정도 살을 뺄 수 있기 때문이다. 실제로 많은 언론이나 다이어트 클리닉 등에서는 칼로리가 높은 음식을 위험한 음식으로 분류한다. 또한 남성은 평균 하루에 2700kcal, 여성은 2100kcal를 섭취해야 하며 그 이상 먹으면 비만에 걸린다고 말한다.

물론 이는 틀린 말은 아니다. 그러나 칼로리 계산에는 치명적인 함정이 하나 있다. 바로 음식을 숫자로 보게 만들어, 음식들 간의 풍부하고 건강한 조합을 간과하도록 만든다는 점이다.

그리고 이처럼 음식 조합이 불균형하거나 잘못되면 쉽게 영양 불균형 상태에 빠지고, 따라서 아무리 낮은 칼로리의 음식을 먹는다 해도 결국 살 빼는 데 크게 도움이 되지 않게 된다.

지금부터 직접적인 사례를 들어보도록 하겠다. 식당에 가서 음식을 고르는데 칼로리가 나와 있는 식단표가 마련되어 있다고 치자. 한 음식은 그 칼로리가 350kcal고, 또 하나는 280kal다. 그렇다면 당신은 이 중에 무엇을 고를 것인가?

만일 다이어트 중이라면 아마 대개는 280kcal의 음식을 고를 것이다. 그런데 가만 보니 이 두 음식은 전혀 다른 구성으로 이루어져 있다. 350kcal짜리는 신선한 야채가 듬뿍 든 샐러드와 담백하고 단단한 통밀빵, 닭고기 가슴살을 먹는 식사다. 그런가 하면 280kacl은 우유와 씨리얼, 계란 토스트, 치즈 한 조각으로 비교적 간단한 식사다.

여기에서 바로 칼로리 계산법이 가지는 약점이 발생한다. 280kcal짜리보다 350kcal짜리가 영양적으로 훨씬 풍부하며 좋은 조합이라는 것은 금방 알 수 있다. 그러나 칼로리 강박에 시달리는 사람들은, 생각할 겨를도 없이 무조건 칼로리가 적은 식단을 고를 가능성이 높다.

그러나 우리 몸은 칼로리 위주의 식사를 반가워하지 않는다. 우리 몸은 3대 영양소는 물론 단백질과 필수 지방산, 비타민 등 많은 영양소를 필요로 하며, 이런 영양소의 균형이 갖춰지지 않을 때 건강에도 악영향을 미치기 때문이다.

또한 칼로리가 낮은 음식을 먹으면 무조건 살이 빠져 다이어트에 성공할 수 있을 것이라는 생각이 오히려 비만을 부추기기도 한다. 단기간에 칼로리를 극단적으로 낮추는 초 저칼로리 식단의 경우 지속적인 허기를 불러오기 쉬운데, 설사 살은 빠질지 몰라도 기초대사량을 낮춰 나중에 정상적인 식사를 할 때 훨씬 쉽게 살이 찌며, 같은 운동을 해도 지방을 축적하려는 몸의 습성이 남아 그 효과가 감소하게 된다.

물론 식이요법은 다이어트에서 중요한 요소이며, 여기서 칼로리 계산을 적절히 활용하는 것도 나쁘지는 않다. 그러나 그 전에 칼로리 조절에서는 칼로리보다 더 중요한 것이 있다는 점을 알아야 한다.

예를 들어 다이어트를 해도 우리 몸은 단백질이나 비타민, 섬유소, 미네랄을 원하고, 이 모두를 균형 있게 섭취해야만 그 다이어트도 무리 없이 진행할 수 있다. 즉 다이어트는 절대로 굶는 기간이 있어서는 안 되며, 먹는 양을 줄이는 만큼 오히려 그 영양 균형 면에서 충분한 조화를 이루어야 하는 것이다.

우리 몸은 자동차와 같다. 이 자동차에 깨끗하고 좋은 연료를 적당히 넣어주는 것과 잡유가 섞인 싸구려 기름을 넣어주는 것은 어떻게 다를까? 다들 잘 알겠지만 질 낮은 엔진 오일이나 기름은 자동차의 수명을 단축시킨다. 반면 깨끗한 연료는 가격에 비해 양은 적지만, 그 자동차를 충분한 수명만큼 굴리게 만든다.

우리가 먹는 음식은 바로 자동차의 기름과 같다. 설사 다이어트를 한다고 해도 이 사실은 변하지 않으며, 오히려 다이어트는 몸을 바꾸려는 시도인 만큼 자신이 무엇을 얼마나 잘 먹고 있는지를 철저히 점검하고 잘못된 습관을 바꿔나갈 수 있는 최적의 기회다.

칼로리 계산을 하고 싶다면 일단, 그 음식들의 이득과 손해부터 계산하라. 칼로리는 그 다음이다. 아무리 칼로리가 낮아도 그것이 몸에 좋지 않거나 영양 균형을 깨는 것이라면 과감하게 식탁에서 밀어내라.

적게 먹는 것도 중요하다. 그러나 역설적으로, 다이어트 할 때는 적더라도 무조건 싱싱한 음식만 먹어야 한다.

칼로리와 혈당지수

아무리 다이어트를 해도 남성의 경우 하루 1800kcal, 여성의 경우 1200kcal 정도의 칼로리는 기본적으로 유지하는 것이 정석이다. 지나치게 칼로리를 낮추면 오히려 오래 지속하기가 어려워 실패로 돌아갈 위험이 있기 때문이다.

물론 칼로리를 맞춰 먹는 것은 나쁜 것이 아니나 칼로리를 줄여보겠다고 한끼에 몰아 먹거나 음식에 지나치게 제한을 두다보면 영양 불균형이 올 수 있다. 그런가 하면 같은 칼로리를 먹어도 그 영양 구성을 살펴야 하는데 여기서 중요한 것 중 하나가 혈당 지수다. 혈당 지수는 당질이 우리 몸에 흡수되는 속도를 말해주는 것인데 혈당 지수가 높은 음식의 경우는 체내에 빨리 흡수돼 빠르게 혈당을 높이고, 혈당 지수가 낮은 음식은 흡수도 더뎌 혈당이 천천히 올라간다. 그런데 같은 음식이라도 이 혈당 지수가 높으면 빠르게 흡수되어 갑자기 혈당이 올라 인슐린 분비량이 늘어남으로써 금방 배가 고파져 식욕이 증가하고 과식할 위험성도 커진다. 반대로 혈당 지수가 낮은 음식을 먹으면 포만감이 지속되어 식사량을 줄일 수 있다. 즉 칼로리가 비슷하다면 혈당 지수가 낮은 음식을 먹는 것이 궁극적으로 다이어트에 도움이 된다는 사실을 알아두자.

대표적으로 혈당지수가 높은 음식은 설탕, 포도, 흰밥, 흰 밀가루 등이며, 현미나 통밀처럼 정제되지 않은 곡물이나 오렌지나 레몬 같은 신 과일들은 같은 탄수화물이라도 혈당이 즉각 올라가지 않는다.

이것만은 알고 먹자

우리가 평소에 먹는 커피는 어떤 음식과 맞먹는 칼로리를 가지고 있는 것일까?

에스프레소

100Kcal = 사과 1/2조각

아메리카노

15Kcal = 딸기 3알

카푸치노

150Kcal = 오믈렛 100g

캐러멜 마키아또

320Kcal = 생선초밥

카페모카

400Kcal = 피자 1조각

모카 캐러멜 라떼

410Kcal = 짬뽕 한 그릇

화이트 초콜릿 모카

510Kcal = 햄버거 + 콜라 1잔

화이트 초콜릿 모카 프라푸치노

450Kcal = 김밥 2줄

요요현상이 반복되는 이유는 무엇인가?

　요요현상은 잘 알려진 다이어트의 복병으로서, 멀리 던져도 금방 다시 돌아오는 장난감 요요에서 만들어진 용어다. 이 요요현상은 다이어트를 해본 사람이라면 누구나 한두 번쯤 겪어본 현상이다.

　요요현상은 여러 원인이 있지만, 대체로 큰 원인은 과도한 절식과 단기적인 다이어트에서 비롯되는 경우가 많다.

　다이어트를 하는 경우 대부분은 저녁을 기피하는 등 끼니 수를 줄여 아예 한 끼만 먹거나 많아도 두 끼로 그치는 경우가 있는데, 이렇게 하면 단기적으로는 살이 빠질 수 있지만 이를 계속 지속하는 것이 어렵고, 식욕 조절 능력을 상실해 폭식으로 이어질 가능성이 높다.

　한 통계에 의하면 뚱뚱한 사람일수록 끼니를 먹는 횟수가 적다고 한다. 날씬한 사람들이 소량의 식사를 세 번 또는 여러 번에 걸쳐 먹을 때, 비만한 사람들은 한 끼에 음식을 몰아먹는 경우가 많다는 것이다.

　예를 들어 스모 선수들의 경우는 아침을 먹지 않고 운동을 한 뒤 한꺼번에 점심에 많은 양을 먹는다고 한다. 그리고 다시 잠을 자고 또다시 저녁을 먹어 일부러 살을 찌운다.

그렇다면 이렇게 끼니를 거를 때 우리 몸에서는 어떤 작용이 일어날까?

우리 몸은 태생적으로 적절한 식사를 분배해서 먹을 때 가장 정상적으로 유지된다. 그러다가 갑자기 체중이 빠지면, 이를 경계해 어떻게든 예전 체중으로 돌아가려는 성질이 있다.

따라서 억지로 끼니를 거를 경우 우리 몸은 일종의 혼란 상태에 빠지고 들어와야 할 에너지가 들어오지 않으니 바짝 긴장해 긴축 재정을 시도하게 된다.

이때부터 요요현상의 본능이 작동을 시작한다. 어떻게 해서든지 몸에 에너지를 비축하고 아주 적은 양만 에너지로 사용하게 되는 기초대사량 저하 현상이 나타나고, 일단 이런 시스템이 만들어지면, 굳이 폭식이 아니라 적당한 양을 먹어도 몸에 더 많은 지방이 쌓이게 된다.

이 말고도 지나친 절식은 근육까지도 함께 빠지는 결과를 가져온다. 다이어트를 시작하면 처음에는 수분이, 두 번째로 단백질이 빠지고 지방은 거의 맨 마지막에 빠진다.

이때 서서히 빠지고 있는 단백질을 채울 만한 음식이 들어오지 않게 되면 이후 다이어트를 끝내고 정상적인 식사를 할 때, 근육의 빈자리를 더 많은 지방이 대체해 버린다. 그리고 이런 요요현상이 몇 번 반복되다 보면 결과적으로 체지방이 훨씬 늘어나, 말 그대로 손 쓸 수 없는 상황으로 치닫게 될 가능성이 높다.

다시 말해 다이어트는 얼마나 체중을 뺐느냐가 아니라, 얼마나 지속적으로 할 수 있느냐가 중요하고, 아무리 살을 잘 뺐다고 해도 이후 오게 될 요요현상을 지속적으로 경계해야 한다. 그렇다면 요요현상을 극복하는 좋은 방법은 과연 무엇일까?

가장 먼저 주의해야 할 부분은 바로 다이어트를 실시하는 기간이다. 단 언하건대 다이어트는 결코 단시간 내에 성공할 수 없다. 물론 식이요법과 운동이 어느 정도 도움을 주겠지만 이 역시도 장기적으로 유지되지 않고 한꺼번에 몰아서 할 경우, 오히려 몸을 망치는 결과를 낳는다.

식사량 조절은 다이어트에서 지켜야 할 수칙 중 하나이되, 최소 3개월에서 6개월간의 기간을 두어 천천히 줄여나가는 방법을 사용해야 한다. 그래야만 몸이 지난 체중으로 돌아가려는 요요현상도 적게 발생한다. 또한 일단 살을 뺐다고 해도 다이어 때 먹던 식습관을 그대로 유지해야 한다. 또 하나, 식사 양을 줄인다고 해도 한 번에 먹는 양을 대폭 줄이는 것보다는 아주 적은 양을 5끼 정도로 나누어 먹도록 해야 한다.

몸 안에 갑자기 에너지가 들어오지 않을 경우 우리 몸은 위기의식을 느끼고 지방을 축적하게 된다는 점을 앞에서도 설명했을 것이다.

그러나 비록 적은 양이라도 에너지가 지속적으로 신체로 공급되면, 우리 몸도 한층 안심을 하고 정상에 가까운 활동을 보임으로써 기초대사량이 떨어질 위험을 막게 된다. 그리고 이처럼 무리수를 두지 않는 절식은 지속적인 유지가 가능하기 때문에 결과적으로는 더 효과적인 체중 감량으로 이어진다.

즉 요요현상은 단기간에 살을 빼려는 욕심에 의해 생겨나는 다이어트의 장애물이다. 따라서 지나친 절식을 막고 바른 식습관을 꾸준히 이어나가면 해결할 수 있는 문제다.

즉 요요현상이 일어난다고 해서 화를 내거나 우울해 하지 말고, 일단 생각부터 바꿔보자. 우리 몸을 하나의 탑으로 생각하고 밑바닥부터 천천히 벽돌을 쌓아간다고 생각하는 것이다.

비만 해결은 결코 단시간 내에 이룰 수 있는 것도 아니며, 설사 살을 뺐다고 해도 건강한 육체가 받쳐주지 않으면 얼마든지 다시 살이 찐다. 그런 의미에서 체중 감량을 결심했다면 장기적인 플랜을 짜고 한 장 한 장 내 몸에 새로운 벽돌을 놓는다는 느긋함을 가져야 할 것이다.

약만 먹는다고 살을 뺄 수 있는가?

국제 마약감시기구가 2005년 발표한 자료에 따르면, 우리나라는 향정신성 식욕억제제인 주석산 펜디메트라진의 연간 사용량에서는 세계 2위, 염산 펜터민에서는 세계 3위를 기록했다. 향정신성 의약품은 환각·각성 효과나 중독성이 있어, 남용할 경우 사람의 뇌 등 중추신경계에 작용해 인체에 심각한 해를 끼칠 수 있는 의약품이다.

국내 향정신성 식욕억제제 시장 규모는 연간 450억 원 정도다. 개당 평균 거래 가격을 330원으로 환산하면 연간 1억3,500만 정이 소비되는 셈이다. 향정신성 식욕 억제제는 평균 4개월가량 복용하는데, 이렇게 계산하면 다이어트 도전자들 중 약 150만 명가량이 향정신성 식욕 억제제를 복용하고 있다는 얘기다.

이 향정신성 식욕 억제제를 구매 하려면 의사의 처방전이 반드시 필요하고 보통 한 달, 최대 석 달만 처방이 허용되므로 장기간 복용할 수 없다. 그러나 이런 약들이 의사의 진료 등 정상적인 경로를 거치지 않고 인터넷을 통해 뒷거래되고, 이를 통해 10대부터 이 약을 먹기 시작하는 청소년들도 적지 않다는 사실이 밝혀지면서 큰 문제가 되고 있다.

실제로 국내 소비자 시민 모임이 약으로 체중을 감량한 1,066명을 대상으로 올해 초 설문 조사를 실시한 결과, 10대부터 약을 복용해온 사람이 11%(118명)에 달했다. 그러나 청소년기부터 약에 의존해 살을 빼면 20~30대에 들어서 더 높은 용량의 약을 찾게 된다고 한다. 자칫 살을 뺄 수만 있다면 히로뽕 등 마약까지 손을 댈 가능성이 높아지는 것이다.

그렇다면 이처럼 심각한 약 복용이 결과적으로 비만을 해소하는 데 도움이 될까?

이에 대해 전문가들은 부정적인 견해 일색이다. 약물은 어디까지나 보조제일 뿐일 뿐 매일 같이 폭식을 하는 사람이 약물에 의존해 살을 빠지기를 기대해 봤자 좋은 효과를 볼 수 없을 뿐더러 육체와 정신까지 치명적 손상을 입을 수 있다는 것이다.

비만 치료에 쓰이는 약물은 크게 3가지다. 식욕을 억제시켜주는 식욕억제제, 지방 흡수를 억제하는 지방억제제, 마지막으로 이뇨제다.

이 중 식욕 억제제는 뇌의 중추신경계에 작용해 세로토닌, 도파민 등의 신경 전달 물질을 조절함으로써 식욕을 억제하고 포만감을 준다. 식욕이 왕성해 열량 섭취가 많은 사람의 경우 식욕을 억제시킴으로써 식사량을 줄여 살을 빼는 효과를 얻는 것이다.

현재 국내에서 비만 치료제로 허가를 받아 시판중인 식욕 억제제로는 시부트라민, 펜터민, 펜디메트라진, 디에틸프로피온 제제가 있는데, 이 중에 시부트라민 제제를 제외하면 모두가 중독성과 의존성 때문에 향정신성 의약품으로 분류되어 있다. 복용 허가 기간도 최대 3개월이다. 운동 및 식사 요법만으로 6개월 이상 체중조절을 했음에도 불구하고 체중이 감량되지 않을 때, 가장 최후의 방법으로 사용한다.

만일 이 향정신제제를 장기간 복용하면 초조감, 불면증, 손떨림, 두근거림, 메스꺼움, 변비, 입마름, 두통, 불면증 등 부작용을 앓게 될 가능성이 높고, 교감신경을 과도하게 자극해 혈압이나 맥박이 높아지기도 한다. 이 때문에 고혈압, 신장 및 간 기능 장애 환자, 최근 정신과 약물을 복용한 사람은 의사 처방 하에서만, 그리고 임산부, 청소년, 65세 이상의 노인들에게는 사용을 아예 금지하고 있다.

두 번째 약인 지방흡수 억제제의 경우는 지방의 30%를 그대로 배설하게 만들어 하루 동안 약 200kcal를 소모하게 만들어 주는 약이다.

이 약은 가스 배출, 설사 등의 부작용이 있지만 비교적 안전하다고 평가받고 있다.

마지막으로 대중적으로 흔하게 쓰이는 이뇨제의 경우는, 약국에서도 손쉽게 구할 수 있는 만큼 가장 많이 남용된다. 그러나 이뇨제는 고혈압이나 신장 환자의 부종을 치료하기 위해 개발된 약으로 살이 아닌 몸 안의 수분을 빼내는 약이다. 따라서 순간적으로는 몸무게가 줄었다고 느껴도 수분만 보충되면 다시 제자리로 돌아온다.

즉 이 모든 약물들은 어디까지나 보조적인 것일 뿐 비만의 근본적인 원인을 해결해 줄 수 없을뿐더러, 장기적으로 복용할 경우 심각한 부작용에 시달릴 가능성이 높다. 물론 다이어트 약이 심각한 비만 환자에게 효과를 발휘하는 경우도 있다. 그러나 이들이 효과를 볼 수 있었던 것은 약을 복용하는 동안 자신의 생활 습관을 개선하고 식욕을 조절하기 위해 무던히 노력을 했기 때문이다. 또한 이 약을 먹는다고 해서 한번 빠진 살이 다시 찌지 않는다는 보장도 없다.

즉 자신의 의지로는 조금도 움직이지 않으려 하면서 약에만 의존할 경우, 약을 끊게 되면 모든 것이 물거품으로 돌아가게 되고, 그로 인해 장기적으로 약을 복용할 경우 심각한 부작용에 시달리는 딜레마가 나타나기 쉽다. 일단 약이 더 이상 체내로 들어가지 않으면 식욕도 다시 되살아나고 지방 흡수도 정상적으로 진행되는데, 이때는 무엇으로 약을 대체할 것인가? 즉 약으로 뺀 체중을 장기적으로 유지하는 것은 살을 빼는 것 자체만큼이나 어렵고, 그것이 또다시 약을 먹게 만드는 원인으로 작용하게 되는 것이다.

일부에서는 약으로 일단 살을 뺀 뒤에 그 체중을 유지하면 되지 않겠냐고 말한다. 물론 이론적으로는 충분히 가능한 일이지만, 생활 습관, 내가 아침에 눈을 떠서 잠들기까지 움직이는 생활 패턴은 쉽게 바뀌는 것이 아니다. 따라서 비만 약은 결코 '만병통치약'이 아닌 최후의 수단이며, 따라서 약 복용으로 살을 빼겠다는 생각은 애초에 하지 않는 것이 좋다.

또한 불가피하게 사용하게 되었다 해도, 자신의 생활 습관을 바꾸겠다는 의지와 결단 없이는 결코 좋은 효과를 볼 수 없다는 점을 반드시 명심해야 할 것이다.

'자고 싶어도 잘 수가 없는…' 마약 다이어트에 숨겨진 비밀

병원-약국-제약사 매출 트라이앵글…마약 처방전 유도

식욕억제를 통해 체중을 감량하기 위해 많이 처방되는 비만치료제의 복용으로 대다수의 사람들이 불면증, 경련 등 심각한 부작용으로 고통 받고 있는 것으로 나타나 충격을 주고 있다.

항정신성 비만치료제를 장기간 복용한 최미현 씨(가명)는 마약의 일종인 항정신성 의약품에 대한 의존성과 심각한 우울증을 진단받고 입원 치료를 권고 받았다.

그리고 비만 클리닉을 운영하는 26개 병원 중 약 60% 가량인 16개 병원에서 항정신성 비만치료제의 처방이 불필요한 환자임에도 불구하고 항정신성 비만치료제 복용을 통한 치료를 권고하는가하면 일부 병원에서는 2개 이상의 항정신성 의약품을 처방한 것으로 확인됐다.

일부 처방전의 경우 처방이 엄격하게 제한된 항정신성 의약품 뿐 아니라 감기약, 간질약, 이뇨제 등 그 효과가 입증되지 않은 비만치료제를 무분별하게 섞어 처방하고 있었다.

식약청은 항정신성 비만치료제의 처방을 BMI(비만도) 지수가 30kg/㎡이 넘는 사람에게만 처방하도록 권고하고 있으며, 이 경우에도 최대 3개월 복용까지로 제한하고 있다.

더 충격적인 점은 일부 병원의 경우 한 사람의 이름으로 항정신성 비만치료제의 처방이 어려울 경우 환자의 친인척 명의를 도용해 처방을 권고하고 있다는 점이다.

이렇게 병원에서 비만치료제의 처방에 열심인 이유에 대해 부작용 피해자인 최씨는 "비만치료제를 처방하는 병원과 약국 그리고 제약사 3곳이 모여 매출을 올리는 것"이라며 목소리를 높였다.

비만치료제 처방 실태에 대해 제보한 약사 역시 "일부 병원의 경우 약을 판매하는 제약사가

(여러 제품을 섞은) 처방전을 컨설팅해주고 있다"며 병원과 제약사의 묘한 관계에 대해 폭로했다.

이 같이 오남용과 부작용 위험성이 높은 향정신성 비만치료제 사용을 식약청 등 관련 당국에서 엄격하게 관리해야 한다는 주장이 제기됐다.

실제로 향정신성 의약품의 소비가 높은 브라질은 향정신성 의약품을 2개 이상 동시에 처방하는 병용처방과 처방일수, 용량 등에 대해 철저히 제한하고 있으며, 미국 역시 처방감시프로그램인 PMP제도를 통해 처방을 추적관찰하고 있다.

그러나 향정신성 의약품 소비 세계 3위인 한국은 비만치료제 처방에 대한 식약청의 권고만 있어 이들과 비교할 경우 미흡하다는 주장이 설득력을 얻고 있다.

메디컬투데이 권선미 기자 (sun3005@mdtoday.co.kr)

유행하는 다이어트, 왜 실패하는가?

사람은 본질적으로 고생을 싫어한다. 고생해서 얻는 것과 쉽게 해서 얻는 것이 똑같다면 당연히 쉽게 얻는 쪽을 택한다. 우리가 마약 성분에 가까운 약에 손을 대는 이유도, 바로 그 것이 쉬워 보이기 때문이다.

그것은 비단 약 복용뿐만이 아니다. 시중에 등장하고 있는 유행 다이어트들은 대부분 '간단한 식단', '간단한 시술', '간단히 아침 저녁 복용' 등 쉽다는 메시지를 필사적으로 전달하려고 노력한다.

그러나 여기서 한 가지 기억해야 할 사실이 있다. 다이어트 역시 세상살이와 마찬가지로 절대 '공짜가 없다' 는 점이다.

살을 빼는 것이 얼마나 어려우면 심지어 비만 치료가 암 치료보다 어렵다는 말까지 등장했겠는가.

우리가 무리 없이 뺄 수 있는 몸무게는 사실상 한 달에 최대 2~3kg 정도다. 그러나 유행하는 다이어트들은 길어야 한두 달, 심지어는 그보다 빠른 2주에 10kg 이상의 감량을 내세우는 경우도 있다.

즉 단기간에 극심한 식단 제한을 통해 무리한 다이어트를 강행하는 셈인데, 아무리 힘들어도 짧은 기간에 효과를 볼 수 있다는 생각이 많은 다이어트 도전자들을 유혹하게 되고 결국 심각한 부작용을 불러온다.

다음은 일반적인 유행 식단 다이어트들로서, 비교적 시행하기 쉬운 것들이지만 모두 큰 단점들을 안고 있다.

1. 세 끼 식사 중에 한 끼를 다른 음식으로 대체한다.
2. 식사는 그대로 유지하고 식사 전후로 공복을 채울 만한 것들을 먹어 식사량을 줄인다.
3. 2주에서 한 달가량 일정한 기간 동안 단백질, 식이섬유 등 특정한 식단만 먹는다.
4. 아예 단식한다.

언뜻 보기에 이 식단들은 시행하기 쉬운 것처럼 보인다. 실제로 위 식단을 시행하면 하루에 섭취하는 칼로리를 200kcal 이상 줄이는 것이 가능하며, 많은 이들이 위의 방법으로 한 달 동안 1~2kg을 빼기도 한다.

그러나 문제는 따로 있다. 과연 언제까지 이 식단을 유지할 수 있는가다. 특히 3번과 4번의 경우 심각한 건강상의 문제를 초래할 소지가 다분하다. 3번의 경우 아무리 매끼를 먹는다고 해도 같은 성분의 식단을 과다하게 지속적으로 섭취하다 보면 영양의 불균형을 불러온다. 예를 들어 고기만 먹는 황제 다이어트, 사과 다이어트 등을 들 수 있다. 황제 다이어트의 경우는 고기를 먹어 단백질 섭취를 늘이고 대신 탄수화물을 자제하는 것인데, 저당질 식사가 이뇨 현상을 불러올 위험이 있고, 동물성 지방을 지나치게 섭취해 심혈관계에 안 좋은 영향을 미치게 된다.

사과 다이어트도 비록 식이섬유와 수분이 풍부하다는 장점이 있으나 쉽게 물리고 단백질 섭취 부족으로 인한 영양 불균형, 더 나아가 당질 섭취가 많아져 인슐린이 증가하면서 지방 축적이 생겨날 수 있다.

그런가 하면 똑같은 식단을 반복해 화학 작용을 일으키는 덴마크 식단도 마찬가지다. 이 식단은 일정한 시간이 지나면 먹는 일 자체가 괴로워지기 시작하면서 절대 오래 유지하는 것이 불가능하다. 심지어 어떤 이들은 다이어트 하나를 하다가 실패하면 또 다른 식단 다이어트에 도전하는데, 이런 방법으로는 한 달에 2~3kg를 뺄 수 있을지는 몰라도 그것을 유지하기가 어렵다. 즉 우리가 유행하는 다이어트라 불리는 것들은, 보기에는 쉬워도 우리 몸의 불균형을 유도하는 것들이며, 그 효과 또한 일시적이다.

그런가 하면 4번에서 언급한 단식은 이보다 위험하다. 아예 음식을 먹지 않는 것은 극심한 칼로리 제한이며 초반에 다소 드라마틱한 효과를 볼 수 있지만, 결과적으로 몸의 전해질 부족, 영양 불균형을 낳아 심각할 경우 목숨을 잃거나 거식증으로 발전할 수 있다.

그런가 하면 몸무게에 집착하는 것도 위험하다. 앞선 이뇨제 사용에서 경고했듯이 우리 몸의 체중은 여러 이유로 감소한다. 목욕탕에서 나와 몸무게를 달아볼 때 1kg 정도가 덜 나가는 것은 몸에서 수분이 빠져서일 뿐이다. 이처럼 우리 몸은 다이어트를 할 때도 지방보다 먼저 수분이 빠지고, 그 다음에는 단백질이 빠진다. 즉 몸무게가 빠졌다 해서, 그것이 지방 감량을 의미하는 것은 아닌 셈이다.

또한 식사를 하면서 다른 음식으로 대체하는 방법을 시도해 본 사람들은 알겠지만 결코 오래 시도할 수 없으며, 음식 조절의 자율성을 잃게 만들어 섭식 장애를 유발한다. 또한 살을 뺐더라도 그 식단을 유지하지 않으면 다시금 살이 찌게 된다.

이처럼 우리가 거쳐 온 수많은 다이어트들은, 보기에는 쉬워도 장기적 실천이 힘들 뿐 아니라 치명적인 결점들을 안고 있다. 이 모든 것을 알면서도 이 다이어트들을 시행하는 사람은 결국 스스로를 희생자 명단에 올리는 셈이다.

우리가 이 모든 유행 다이어트의 실패에서 배워야 할 중요한 교훈이 있다. 다이어트는 자격증 따듯 일시적인 '프로그램'을 통해서는 절대 성공할 수 없다는 점이다. 우리가 수많은 이유로 살이 찌듯이 그 살을 빼는 방법 또한 한 가지일 수 없으며, 따라서 유행하지 않아도 자기에게 맞는 다이어트 법을 찾는 것이 더 효과적일 수 있다.

다음 장에서는 앞서 말한 다이어트 탑의 첫 벽돌, 즉 건강한 다이어트로 나아가기 위한 가장 기초적인 마인드와 법칙들을 살펴볼 예정이다. 프로그램 위주가 아니라 오래 유지가 가능하고 일상 속에서 그것을 지켜나가면 건강과 비만 치료 모두를 해결할 수 있는 방법들이다. 이 법칙들을 잘 따르기만 하면 이제 다이어트는 더 이상 괴로운 '프로그램'이 아닌 천천히 평생에 걸쳐 하는 진정한 웰빙의 과정이 될 것이다.

제5장

안전한 다이어트를
위해 꼭 알아야 할
실전편

병원 바이러스를 치료하라

우리는 과연 1년에 몇 번이나 병원을 갈까?

물론 단 한 번도 가지 않는 사람도 있겠지만 최근 들어 많은 이들이 감기만 걸려도 병원을 찾는다. 그러나 아는 사람은 알겠지만, 건강한 사람에게 감기는 약으로 치료할 만한 질환이 아니다. 이 세상에 부작용 없는 약은 없으며, 그것은 감기약도 마찬가지다. 그런 약들을 더 많이 복용할수록 우리 몸 자체의 면역력은 점점 더 약해진다. 감기에 걸렸다고 무작정 병원으로 달려가기보다는 평소에 손을 자주 씻고 생강차를 자주 마시는 습관을 들이는 편이 몇 배나 건강하다.

그러나 지금은 병원 만능 시대라고 해도 과언이 아니다. 우리는 큰 병은 물론이거니와 작은 병에도 병원을 찾는다. 조금이라도 생명을 연장하기 위해, 심지어 환자 자신도 원하지 않는 치료를 받으며 죽어가는 것조차 당연하다고 여긴다.

최근 들어 의학계 자체 내에서 일었던 비만 클리닉의 시술과 치료에 대한 비판을 보자. 나날이 비만 클리닉이 늘어나고 있는 상황에서 많은 병원들이 식사·운동 요법보다는 고가 시술과 의료적 치료를 권한다. 이는 재정적 어려움을 겪고 있거나 과도하게 사적 이익을 추구하는 의원들의 문제인데, 지방흡입시술의 경우 지방을 빼는 부위, 시술 횟수에 따라 그 비용에 차이가 있긴 하지만 지방 양에 따라 300만~600만 원 정도가 소요되고, 이는 클리닉으로서는 가장 수익성 높은 시술이다.

뿐만 아니다. 지방흡입수술을 제외하고도 우리는 비만 프로그램에도 엄청난 돈을 지불한다. 그러나 그 프로그램을 잘 들여다보면 사실상 우리가 하는 다른 다이어트들과 다를 바 없는 일상적인 식이요법과 운동 처방이 기본이다.

그런데 돈을 더 벌려고 비싼 수술을 권하는 의사도 문제지만, 더 문제는 환자들 조차도 이런 프로그램을 무시한다는 사실이다. 한때 향정신성 살 빼는 약을 처방했던 한 의사는 왜 이처럼 무분별하게 약을 처방했냐는 질문에 의외의 답을 내놓았다.

"믿으실지 모르겠지만, 만일 환자를 앞에 두고 운동과 식이요법을 통해 체중을 감량하자고 권하면 환자가 비웃습니다."

이는 최근의 잘못된 비만 치료의 현실이 비단 의사나 의원들뿐 아니라 그 병원을 찾는 이들에게도 잘못이 있다는 점을 잘 보여준다. 나는 가끔 살이 많이 찐 사람들에게 이렇게 물어본다.

"살이 점점 찔 때 이걸 어떻게 빼나 걱정되지는 않으셨어요?"

그러면 놀랍게도 그 중의 많은 사람들이 이렇게 대답한다.

"요즘은 워낙 살 빼는 기술도 많잖아요."

이런 이들에게 다이어트는 애초부터 핀트가 어긋나 있는 것과 다름없다. 병원에서 지방흡입술을 받아서라도 살만 빼면 그만이라고 생각하는 것이다.

고리타분한 이야기라고 할지 모르지만 예로부터 우리 몸은 부모로부터 물려받은 소중한 것으로 여겨졌다. 그래서 아끼고 돌보고 머리카락 하나 다치는 것도 꺼려했다. 그것은 최소 건강 문제에서만큼은 세대가 바뀐 지금에도 해당되는 이야기며, 어찌 보면 이것이 건강을 지키기 위한 가장 중요한 원칙일지도 모른다. 마음껏 쓰고 팽개쳤다가 일시적으로 큰돈을 들여 모든 것을 개선해 보겠다고 생각하는 것은 우리 몸에 대한 올바른 태도가 아닌 것이다.

이제 비만에서 벗어나려면 몸에 대한 우리의 사고도 이제 변해야 한다. 또한 잘못된 병원들의 행보를 개선하려면 그것을 이용하는 환자들의 인식부터 변해야 할지 모른다. 자신이 왜 병원을 찾아야 하고, 의사들이 어느 정도까지 나를 도와줄 수 있을지, 그러기 전에 내가 스스로 바꿀 부분은 없는지를 합리적으로 생각해보지 않는 이상, 계속해서 병원에 의존해 우리 몸을 함부로 쓰고, 그로 인해 병원의 주머니를 불려주는 수동적인 소비자에서 벗어날 수 없다는 것을 기억하자.

다이어트에도 정확한 지식이 필요하다

제대로 된 다이어트 전문가들은 환자들의 개별적인 생활 습관과 성향 등을 정밀하게 분석한 뒤 치료에 들어가는 것이 원칙이다. 그러나 이런 이상적인 상담과 치료를 병행하는 전문가는 사실상 극소수다. 대대수는 반짝 효과를 내더라도 환자가 현혹되어 더 많은 돈을 지불하도록 만드는 데 목적이 있기 때문이다.

그렇다면 과연 우리는 누구를 믿어야 할까?

그 답은 현실적이고 간단하다. 차후에는 전문가의 도움을 받더라도 일단은 그 자신이 상담가가 되어야 한다. 즉 올바른 다이어트를 하고 싶다면, 반드시 스스로의 생활, 그리고 다이어트에 대한 정확한 지식이 필요하며, 그렇게 분석이 끝낸 뒤 나 혼자라도 수월하게 고칠 수 있는 부분들을 골라 하나씩 바꿔가는 것이 먼저다. 때로는 그것이 수백 만 원을 주고 클리닉을 다니는 것보다 더 큰 효과를 발휘할 수 있으며, 실제로도 그처럼 자신이 주도적으로 다이어트를 하고 전문가의 치료를 보조적으로 활용해 좋은 효과를 본 사람들이 적지 않다.

그렇다면 지금부터 살찌는 사람들이 어떻게 살이 찌게 되는지, 나는 과연 어느 유형에 속하는지를 확인해 보도록 하자.

이는 바로 '먹는 것'에 대한 나의 관점과 태도를 통해 알 수 있다.

즉 우리 자신의 '먹는 것과 먹는 것에 대한 행동 반응'을 체크해서 여기에 대해 정확한 지식을 가지면 내 유형도 알 수 있다는 뜻이다.

다음은 살찌는 사람들이 흔히 '먹는 것'에 대해 가지는 태도들을 분류해 놓은 것들이다. 그리고 그 아랫줄은 같은 태도에 대해 쉽게 살찌지 않는 사람들이 가지는 태도다.

아마 분명한 대비가 될 텐데, 과연 나는 여기서 어느 유형에 속하는지를 살펴보자.

1. 많이 먹어야 건강하고 마른 사람은 건강하지 않다.

살찌는 사람 : 예로부터 마른 사람은 박복하다고 했으며 마른 몸은 기력이 없어 보인다. 잘 먹는 사람은 늘 건강하다.

살 안찌는 사람 : 음식을 적당하게 먹지 않고 몸이 무거울 정도로 먹는 것은 바보스럽다. 지나치게 마르는 것은 나쁘지만 지나치게 살이 찌면 둔해 보인다.

2. 특별하고 맛있는 음식은 많이 먹어야 한다.

살찌는 사람 : 나는 결혼식 뷔페에 가면 항상 많은 음식을 먹는다. 특별한 음식은 기회가 닿을 때 많이 먹어두어야 한다.

살 안찌는 사람 : 아무리 맛있는 음식도 적당히 먹을 때 그 맛을 즐길 수

있다.

3. 밥그릇을 싹 비워야 예의 있는 사람이다.

살찌는 사람 : 손님 집에 가거나 어머니가 정성스레 해주신 음식을 조금만 먹고 마는 것은 예의에 어긋난다.

살 안찌는 사람 : 예의상 음식을 남기지 않아야 한다면 처음 덜 때 적당한 양을 덜어 먹는다. 적은 양이라도 즐겁게 먹고 "정말 맛있어요."라는 한마디만으로도 충분히 감사를 표할 수 있다.

4. 다이어트를 시작하기 전에 마음껏 먹어둔다.

살찌는 사람 : 어차피 살을 뺄 테니, 그 전에 욕구를 채워둔다.

살 안찌는 사람 : 다이어트는 전후가 중요하다. 다이어트를 시작하기 전에 어느 정도 적응력을 만들어 놓아야 그 효과가 배가된다. 심지어 다이어트가 왜 필요한지 모르겠다.

5. 배고픔은 고통이다.

살찌는 사람 : 아프리카의 굶주린 사람들을 보라. 배고픔은 인간의 가장 큰 고통이다. 우리는 마음껏 음식을 먹을 수 있음에 감사해야 한다.

살 안찌는 사람 : 아프리카 아이들에게 연민을 느낀다면, 우리가 지나치게 소비하는 음식을 어떻게 나눌 것인지를 고민해야지 그만큼을 더 먹어치우는 것은 옳은 방법이 아니다.

6. 심심할 때, 외로울 때는 음식이 가장 큰 위안이다.

살찌는 사람 : 맛있는 음식이 마음을 달래준다. 때로는 친구나 연인보다도 맛있는 음식이 나를 행복하게 한다.

살 안찌는 사람 : 외로움을 음식으로 달래는 것은 일시적인 즐거움일 뿐 근원적인 해결책은 아니다. 음식 대신 음악과 책으로 마음을 정화하는 편이 좋다.

7. 힘든 일을 하기 전에 음식으로 힘을 보충한다.

살찌는 사람 : 밤늦게까지 일을 하려면 에너지가 필요하다. 기운이 없으면 일도 잘 안 되니 일단 먹어둔다.

살 안찌는 사람 : 밤늦게 먹으면 몸이 둔해지고 소화시키느라 졸리게 된다. 간단하고 신선한 야채를 적당히 먹는 것이 더 효과적이다.

8. 특별한 장소에 가면 음식으로 기념한다.

살찌는 사람 : 여행이나 데이트로 좋은 장소에 가면 기념이 될 만한 음식을 여러 개 맛보고 온다. 이것은 여행에서 꼭 해야 할 일종의 과정이자 의식이다.

살 안찌는 사람 : 여행지는 보고 듣는 즐거움만큼 큰 것이 없다. 맛 기행이 아닌 이상 레스토랑만을 찾아다니는 것은 시간과 돈 낭비. 나중에 그 여행을 돌이켜 보면 음식과 살밖에 남는 것이 없다는 것을 깨닫게 될 것이다. 그 시간에 더 걸으면서 많은 것을 봐야 한다.

9. 어차피 뚱뚱하니 한번 먹는다고 달라지지 않는다.

살찌는 사람 : 어차피 사람들은 나더러 뚱뚱하다고 한다. 한 번 더 먹는다고 뭐가 달라진단 말인가?

살 안찌는 사람 : 이번 한 번만 많이 먹자가 결국 살을 찌우는 주원인이다. 다이어트는 자신의 몸무게의 심각성을 느끼는 바로 그 순간부터 시작되는 것이다.

여러분은 이 중에서 과연 몇 가지에 해당되는가? 또한 여기서 어느 쪽의 생각에 더 동의하는가?

어느 정도 섞여 있겠지만 건강한 삶을 추구하고자 하는 마음이 있다면 살찌지 않는 사람의 생각에 더 많이 동의할 것이다.

문제는 여기에서 발생한다. 머리로는 그렇게 생각하면서 몸은 그렇게 움직이지 않는 몸과 머리의 불일치다. 그리고 이는 뒤집어 보면, 과식하는 사람들에게는 생각하는 바를 행동에 옮길 수 없도록 만드는 여러 상황들이 존재한다는 것을 시사한다.

실제로 살찐 사람들에게 왜 과식을 하냐고 물어보면 제각각의 중요한 이유들이 있다.

즉 머리로는 옳다고 생각하는 것을 몸으로는 옮기지 못하는 것들이 있는 것이다. 만일 나 역시 그런 느낌이 든다면, 가장 먼저 해야 할 일은 그 이유를 찾는 것이다.

지금부터 하나씩 생각해보자.

여러분도 과식을 하거나 먹는 일에 집착하게 되는 중요한 이유가 있는가?

그렇다면 지금부터 과식했던 경험을 되살려 다음의 질문지에 답해 보자.

1. 내가 음식을 좋아하는 이유
(답변 :

2. 어떤 환경, 누구와 있을 때 과식하는가?
(답변 :

3. 과식으로 얻는 것과 잃는 것은 구체적으로 무엇인가?
(답변 :

물론 인간에게 먹는 일은 하나의 축복이자 사교이며, 행복을 느끼는 방식이다. 그러나 그 본연의 임무는 어디까지나 '적절한 에너지 공급'이다. 그러나 현대사회에서 먹는 것에 대한 우리의 태도는 전자에 편향되어 있는 경우가 많고, 특히 살찐 사람들은 먹는 것에 대해 지나친 의미를 부여하는 경향이 있다.

과식하는 사람들은 흔히 과식하게 되는 자기암시, 규칙들이 있다. 위의 질문지를 보면 내가 왜 과식을 하는지 그 이유를 훨씬 정확하게 알 수 있다. 이유를 알았다면 다이어트를 시도하는 과정에서 위와 같은 상황들을 최소화하려는 노력이 필요하다.

만일 자기가 만족할 만한 일을 했을 때 음식을 먹게 된다면, 그 보상을 다른 것으로 대체하려고 노력하는 식이다. 그리고 이 같은 노력을 시행하려면, 음식을 머리로 먹는 습관을 들여야 한다.

이는 음식의 칼로리를 생각하고 고민에 휩싸이라는 말이 아니다. 자신이 왜 과식을 하고 있으며, 자신도 모르는 과식 규칙은 무엇이며, 그것을 해결하려면 어떻게 해야 하는지 일련의 과정을 로드맵처럼 항상 숙지해야 한다는 것이다.

이런 면에서 살빼기는 금연이나 알코올 중독 치료만큼이나 심정적인 문제와 연관되어 있다. 또한 금연이나 알코올 중독만큼이나 중독성이 강하고, 따라서 복잡하게 다뤄져야 한다. 그럼에도 자신의 문제를 덜렁 비만 클리닉에 맡겨 버리는 것은 말 그대로 '무지한' 행동이라고 할 수밖에 없다.

전문가가 필요할 때는 전문가를 찾아라. 그러나 그 전에 우리는 우리 자신에 대해, 다시 한 번 고민해 봐야 한다. 한 달 죽도록 고생해서 1년 예뻐지느니, 10년 동안 계획해서 10년 동안 꾸준히 예뻐지는 것이 훨씬 남는 장사라는 점을 기억하자.

수상한 다이어트 음식들과 결별하라

최근 먹거리 논쟁이 벌어지면서 우리의 먹거리에 대한 관심도 부쩍 늘었다. 또한 많은 가공식품들이 지나친 칼로리를 공급한다는 문제가 제기되면서, 가공식품에도 칼로리 의무 표시제가 도입되었다. 이제 우리는 봉투 겉면만 봐도, 이 음식을 먹으면 내가 얼마나 살이 찌게 될지를 대강이나마 알게 되었다.

그러나 비만의 복병은 오히려 칼로리가 높은 음식이 아닐 때도 있다. 우리가 살을 찌우지 않겠다고 다짐하면서 먹는 수상한 음식들이 여기에 속한다.

예를 들어 무칼로리라고 선전해서 안심해서 먹게 만드는 음식들을 보자. 이 중 대표적인 것이 바로 무칼로리 감미료를 첨가한 식품들이다. 무칼로리에다 양도 적은데 그런 감미료를 먹는다고 살이 찔 리 없다고 생각하는 이들은 다음 결과를 주목해 볼 필요가 있다.

최근 미국 신시내티 대학 연구진의 연구 결과, 무칼로리 인공 감미료가 첨가된 음료를 섭취할 경우 비만의 원인이 된다는 사실이 다시 한 번 밝혀졌다. 실험을 통해 쥐들이 일정 기간 마음대로 물이나 과당이 첨가된 물 또는 청량음료를 섭취하도록 했더니, 인공 과당이 첨가된 물이나 청량음료를 마신 쥐들의 경우 다른 음식물을 통한 칼로리의 섭취가 적었음에도 체중은 증가한 것이다. 그리고 연구가 종료된 시점에 과당이 첨가된 물을 마신 쥐의 경우 물을 마신 쥐에 비해서 체지방이 90%나 많은 것으로 밝혀졌다.

이는 인공 감미료가 뇌의 대사 관련 기능을 교란시키기 때문이다. 통상 사람의 뇌는 단맛을 느끼면 '칼로리가 예상되니 소화를 준비하고, 먹는 양을 줄이라'는 신호를 보내는데, 칼로리가 없는 인공 감미료를 자꾸 먹으면 뇌가 '단맛은 칼로리와 관계없다'는 결론을 내려 더 많은 칼로리를 섭취하라고 명령해 비만에 이르게 되는 것이다.

심지어 다이어트를 돕기 위해 만들어진 다이어트 음료의 경우도 감미료 사용으로 인해 오히려 살을 찌운다는 반론이 제기되고 있다. 게다가 감미료는 입맛을 자극해 같은 음식도 더 많이 섭취하도록 만든다. 실제로 인공 감미료를 한번 섭취해본 생쥐는 고(高) 칼로리 감미료가 든 먹이를 그 이전보다 더 많이 찾는 것으로 나타났다.

그런가 하면, 마트의 식품 매장에는 수많은 다이어트용 포장 상품들이 나와 있다. 원래 크기보다 작게 만들어 덜 먹게 해준다는 것이다. 하지만 실제로는 다이어트 포장 과자가 사람의 자제력을 무장 해제시켜 오히려 더 많이 먹게 만드는 것을 아는가?

네덜란드 틸뷔르흐대의 릭 피터스(Pieters) 교수진이 140명의 학생에게 텔레비전 광고를 평가하는 실험이라고 속이고 각각 감자 튀김이 200g 든 큰 봉지 한 개와 45g이 든 작은 봉지 9개를 주고 자유롭게 먹게 했다. 그리고 이 학생들 중 절반에게는 다이어트가 연상되도록 몸무게에 대한 질문을 했다. 그 결과, 몸무게에 대한 질문을 받지 않은 학생들은 각각 비슷하게 작은 봉지, 큰 봉지를 먹었다. 반면 몸무게에 대한 질문을 받은 학생들은 대부분이 작은 봉지를 열었고, 큰 봉지를 선택한 학생은 4분의 1에 불과했다. 그러나 결과는 놀라웠다. 작은 봉지를 연 학생의 감자 튀김 섭취량이 큰 봉지를 택한 학생의 갑절로 나온 것이다.

이런 결과가 나온 것은, 이들의 뇌가 작은 봉지를 택함으로써 이미 다이어트용 포장을 선택했으니 더 이상 먹는 데 자제력을 발휘할 필요가 없다고 생각하기 때문이다. 또한 이는 저지방 식품이나 유기농 식품도 마찬가지다. 즉 다이어트의 포장만 믿었다간 오히려 식탐을 부리게 될 수도 있는 것이다.

우리의 시선을 현혹하는 음식은 비단 이뿐만이 아니다. 운동할 때 함께 먹으면 좋다고 하는 다이어트 음료의 경우도 마찬가지다. 이 음료들은 무설탕, 무칼로리에 식이섬유 등을 포함해 다이어트에 효과가 있다고 말하지만 최근 그 과대 광고성이 지적되고 있다.

이 음료들을 찾는 것은, 갈증도 해소하고 살도 빠지는 효과도 얻기 위해서다. 그리고 이 음료들도 '다이어트 시너지'를 높이고, 쾌변을 돕고, 체지방을 감소한다고 선전한다. 그러나 대개의 다이어트 음료들에 공통적으로 포함된 성분은 식이섬유와 비타민C, 비타민 B6, 비타민 B12 등의 여러 비타민 등으로 우리가 음식에서 섭취할 수 있는 것들일 뿐, 대단한 비만 치료제가 든 것은 아니다.

일명 화이바 음료라고 불리는 것들을 보자. 이 제품은 식이섬유가 들어 있어 변비에 효과가 있다고 말하지만, 이 음료들에 함유된 식이섬유는 수용성으로 변비에 직접적인 효과가 없다. 변비에 효과가 있는 식이섬유는 불수용성 식이섬유, 즉 과일이나 김치 등에 있는 녹지 않는 식이섬유이기 때문이다.

그런가 하면 지방을 태우는 성분들로 체지방을 감소시킨다는 음료들도 반드시 운동을 했을 경우에만 그 효과를 볼 수 있을뿐더러 음료수 자체에 포함된 체중 조절 성분량도 많지 않다. 성분량이 높은 제품들은 보통 비싼 가격에 기능식품으로 판매되기 때문이다.

즉 이런 음료들을 마시면서 '마시기만 해도 살이 빠진다'고 생각해 그 성분들에 대한 기대가 지나칠 경우, 오히려 사람을 게으르고 안심하게 만들어 비만에 더 악영향을 미치게 될 수 있다.

지금까지 우리는 살이 찌지 않기 위해 더 많은 소비를 해 왔다. 그 중에는 분명 필요한 것들도 있었겠지만, 한두 번 쓰고 방치해 놓은 운동 기구처럼 불필요하거나 부추기듯 사들인 물건들도 적지 않다. "설마 저런 게 정말 살을 빼줄 수 있을까?"라는 수상한 기분이 들게 하는 음식들의 유혹에서 이제는 벗어나야 한다. 차라리 그곳에 들일 돈으로 좀 더 몸에 좋은 유기농 음식을 먹고, 몸에 부족해지기 쉬운 비타민 영양제를 하나 사 먹는 것이 훨씬 나을 수 있다.

마트에서 판매한 유기농 야채의 진실

마트에 가서 장을 보다 보면 한숨이 나온다. 첨가물이나 농약이 첨가되지 않은 음식을 찾아보려야 찾아볼 수 없기 때문이다. 그러다 보니 자연스레 마트 한 구석에 비싼 가격대로 팔리고 있는 유기농 야채들에 손길이 가게 된다. 거기라면 농약도 치지 않은 생야채를 골라 먹을 수 있기 때문이다.

그러나 과연 그 유기농 야채들에는 화학 물질이 전혀 첨가되지 않은 걸까?

최근 등장한 한 유력 매스컴의 보도에서, 유기농이라는 이름을 걸고 나온 야채에 유통 과정에서 상하지 말라고 화학 물질이 섞인 스프레이를 뿌리는 장면이 포착됐다.

농산물은 생산지뿐만 아니라 유통과정까지 고려해야 하는데, 아무리 유기농으로 키웠다고 해도 유통 과정에서 화학 물질이 섞이면 별 소용이 없다. 이는 더 오래 보존해서 더 많이 팔기 위해 유통 처리를 하는 과정에서 생겨난 잘못된 관행이며, 소비자로서는 그것을 직접 확인할 수 없어 더 큰 문제가 되고 있다.

이런 야채들은 스프레이를 뿌리면 야채가 촉촉한 물을 머금은 듯 더 싱싱해 보이는데, 본래 유기농 야채는 벌레 먹고 시들시들한 게 좋은 것이다. 마트에서 때깔 좋고 싱싱한 것처럼 보이는 과일이나 야채일수록 왁스나 보존료 등이 다량 첨가되어 있을 가능성이 높다.

유기농 야채나 과일이라고 해서 무조건 안전하다는 생각은 이제 버려야 한다. 많이 팔기 위한 대형마트들의 상술과 복잡한 유통과정 하에 안전하게 우리 식탁까지 도달하는 먹거리는 그다지 많지 않다. 따라서 가능하다면 유기농 인증을 받은 산지 인터넷 판매처 등을 최대한 이용하는 것이 좋으며, 유기농이라는 이름이 붙은 채소라 해도 꼼꼼하게 씻어 먹는 것은 필수일 것이다.

부족한 것을 보충하라

현대인의 몸은 대부분 일상적으로 영양 불균형을 앓고 있다. 물론 하루 세 끼 배부르게 먹는 사람이 많지만, 무조건 많이 먹는다고 몸에 필요한 영양소가 완벽하게 채워지는 것은 아니다. 의식적으로 꼼꼼히 챙겨 먹고, 음식에 대한 풍부한 지식을 가지고 있지 않은 이상, 내가 어떤 영양분을 얼마만큼 섭취했는지를 정확히 알기가 쉽지 않다.

그런가 하면 제대로 잘 갖춰 먹는다고 해도 외부적인 환경 요인이나 심리적 스트레스 등 우리의 체내 균형을 깨는 외부 요소들은 얼마든지 존재하며, 우리가 완벽하다고 믿고 있는 식단에도 약점이 있다는 점에서, 사실상 완벽한 영양 균형이란 우리의 희망사항에 불과할지도 모른다.

따라서 우리는 평상시 먹는 음식을 넘어 다른 방법들을 통해 자신이 부족하다고 느끼는 영양소를 섭취할 필요가 있다. 그런 면에서 기능성 식품들은 좋은 대안이 될 수 있다. 이런 제품들은 그것에만 의지해 무질서한 생활을 할 경우에는 해악을 미치지만, 잘만 섭취하면 두 배의 효과를 가져 올 수도 있다.

예를 들어 스트레스나 흡연으로 인해 쉽게 파괴되는 비타민의 경우 일상적으로 매일 같이 신선한 야채를 먹지 못하는 사람은 기능성 식품들을 섭취하는 것이 좋다. 또한 업무 피로로 인한 시력 저하, 일시적인 간 기능 퇴화 등 역시 보조제 기능 식품의 효능을 톡톡히 볼 수 있다. 더 나아가 몸의 기초 체력을 길러주는 기능 식품들도 기력이 급격히 떨어진 사람에게는 좋은 효과를 나타낸다.

특히 다이어트를 할 때는, 우리 몸의 영양 밸런스도 쉽게 깨진다. 아무리 서서히 식이조절을 하고 운동량을 적당히 늘려도 몸 안에서 막대한 지방과 수분, 단백질이 빠져나가 전해질 이나 단백질 등이 부족해지기 쉽기 때문이다. 이럴 때 우리 몸의 회복과 정상화를 도와주는 비타민, 미네랄 제품 등은 다이어트로 인한 피로를 완화시켜 주고 자칫 부족해질 수 있는 영양소를 보완해 준다.

사실상 다이어트는 부정적인 방법을 사용하면 부정적 결과를 낳지만, 긍정적 방법을 사용하면 몸을 깨끗이 정화하고 부족한 부분을 채워주어 몸 균형을 잡아가는 데 큰 도움이 된다. 불필요한 노폐물과 지방은 빼고 필요한 부분이 채워지면서 더 나은 상태로 호전될 수 있는 좋은 기회가 되는 것이다. 최근 들어, 살을 빼는 것을 넘어 체질 개선을 목표로 다이어트를 시도하는 경우도 적지 않은데, 방법과 기간 등에만 신경을 써서 긍정적인 형태로 시행한다면 만성적인 피로나 우울감 등을 극복하고 활력을 찾을 수 있게 된다. 이때 먹게 되는 보조제는 그 자체로 체질을 개선해 주는 것은 아니지만, 자칫 깨지기 쉬운 영양 밸런스를 맞춰주고 심리적 안정 효과 등을 부여해 좀 더 끈기 있게 다이어트와 생활 개선을 이어나갈 수 있도록 도와준다.

그런 면에서 볼 때 다이어트, 그리고 기능성 식품은 양날의 칼을 모두 가지고 있다. 즉 잘만 쓰면 보다 나은 결과를 끌어내고 생활의 질을 높여주는 도구가 되지만, 잘못 쓰면 건강을 망치거나 마음을 해이하게 만들어 의지를 꺾는다.

힘들고 고되고 질 낮은 다이어트를 할 것인지, 즐겁고 질 높고 삶 전반에 긍정적인 영향을 미치는 다이어트를 할 것인지는 전적으로 우리의 선택이다. 또한 똑같은 보조제가 있어도 그것을 독으로 사용할지, 약으로 사용할지도 우리의 태도에 달려 있다.

그런 의미에서 보조제 또한 다이어트에 들어서기 전에 전반적인 지도를 그려보고, 그 안에서 가장 합리적이라고 여겨지는 것들을 고를 때 가장 큰 효과를 볼 수 있다.

혹독한 다이어트와 헤어지고 인생을 즐겨라

대개 극심한 다이어트의 이면에는, 몸무게에 대한 극심한 스트레스가 존재한다. 그 중에 하나가 바로 정상 체중에 대한 강박이다. 그렇다면 정상 체중이란 정말 '정상적인 체중'을 말하는 것일까? 그에 대한 대답은 '그럴 수도 있고, 그렇지 않을 수도 있다.'이다.

정상 체중은 사실상 사회마다, 개인마다 그 미의 기준이 다르다는 점에서 어디부터 어디까지라고 단정하기가 쉽지 않다. 예를 들어 서양의 경우 체질량 지수가 30이 되어야 비만이라고 정의하지만 동양인인 한국인의 경우, 체중이 더 적어도 비만 관련 질환이 발생할 수 있으므로 더 낮은 체질량 지수인 25를 비만 지수로 잡는다.

그런가 하면 과학적으로 언급되는 정상 체중은 하나의 기준으로서 중요한 기능을 하지만, 보다 확대된 의미에서의 정상 체중은 또 다르다. 유행하는 옷 스타일이 잘 어울리는지, 그 옷의 사이즈가 잘 맞는지 등의 사회적 기준이 더 많이 적용될 때도 있다.

그런가 하면 개인적인 관점에서도 정상 체중은 좀 더 범위가 넓다. 이를테면 다소 통통할 때 활력을 느끼는 사람에게는 그것이 정상 체중이다. 또는 남들 보기에는 좀 말랐다 해도 그 사람이 늘 건강하다면, 그 사람을 저체중 환자로 분류할 수 없다.

다시 말해 진정한 정상 체중이란, 당사자가 그것을 편하게 느끼고 몸에 이상이 없는 상태를 말한다. 또한 의학적 기준의 정상 체중에는 적합한데 그 몸무게로 인해 그 사람의 몸 상태가 활력을 잃고 질병을 앓고 있다면, 그 체중은 비정상 체중으로 분류되어야 한다.

여기서 말하고 싶은 것은 다음과 같다. 사실상 정상 체중이란 그 범위를 한정 짓기 어려우며 비록 의학적 기준이 있더라도 거기에서 크게 벗어나지 않는 한 크게 문제될 것이 없다는 점이다.

앞에서도 설명했지만 현실적인 정상 체중은 수치가 아닌, 타인과의 관계, 사회적 시선, 언론 등을 통해 형성된다. 이것이 우리가 '정상 체중'을 가지고 있으면서도 더 저체중이 되기 위해 안간힘을 쓰는 이유다. 이 같은 압박적인 시선들은 조금만 그 체중을 벗어나면 그 사람을 게으른 사람, 뚱뚱한 사람으로 여기게 만들고, 그것이 평범한 몸무게를 가진 사람까지도 부정적 다이어트의 수렁으로 밀어 넣고 있다.

최근 들어 우리는 몸짱과 깡마른 몸매를 강요하는 혹독한 다이어트들과 전쟁을 치르고 있다. 그러나 우리는 그렇지 않아도 하루하루 전쟁 같은 생활을 한다. 과도한 업무와 집안일, 여러 사회적 관계 속에서 피로가 중첩되어 있는 상태다. 그리고 그런 무질서하고 쫓기는 듯한 생활의 결과물이, 비만이라는 질병으로 나타나기도 한다. 그런데 이 비만을 해소하기 위해 더 많은 스트레스를 받는다면, 과연 그 효과가 좋을 수 있을까?

당연히 아닐 것이다. 이제 우리는 기본으로 돌아가야 한다. 아주 오래전 이처럼 다이어트 열풍이 불기 전에 우리가 생각했던 다이어트의 소박한 기본, 건강은 전쟁 같은 노력이 아닌 긴 시간 동안 유지되는 평온 속에서 다져진다는 본래의 마음가짐으로 돌아가야 한다. 즉 우리는 몸에만 다이어트가 필요한 것이 아니라 마음의 군살도 빼야 한다. 다이어트를 혹독한 것이라 생각하도록 만드는 모든 다이어트들과 결별하고, 이를 즐거운 인생의 한 부분으로 누릴 수 있도록 노력해야 한다.

다음 장에서는 지금껏 우리가 잊고 있었거나, 알고 있었다 해도 시행하지 못했던 건강한 다이어트의 기본적 지침들을 짚어볼 것이다. 지금까지 혹독하게 해온 다이어트는 모두 잊어라. 또한 그로 인해 실패했던 기억들도 지워 버려라.

방법을 알면 그 목표에 도달하기도 쉬워진다는 원칙을 기억하고 진정으로 건강한 다이어트는 무엇인지, 지금껏 실패했던 이유는 무엇인지, 우리가 수상하다고 여겼던 다이어트는 왜 잘못되었는지 다음 장부터 하나씩 살펴보도록 하자.

제 **6** 장

건강한 다이어트의
핵심 요소들

좋은 다이어트는 개개인을 고려한다

옷 한 벌을 고르러 갔다고 생각해 보자. 아마 옷 가게를 여러 군데 들려 보고 어울리는 옷을 고르기 위해 몇 번이고 입어볼 것이다. 그리고 한참 고민한 뒤 돈을 지불하고 옷을 구입할 것이다.

놀라운 것은 옷 고를 때는 이렇게 꼼꼼하고 따지기 좋아하는 사람들도, 다이어트를 할 때는 덤비듯이 모든 것을 결정해 버린다는 점이다. 다이어 트는 우리 몸을 다루는 일인 만큼 옷 고르기와는 비교할 수 없을 만큼 신 중해야 함에도, 마치 손수건 한 장 사듯이 쉽게 생각하는 사람들이 적지 않다.

실제로 인터넷을 보면 어떤 다이어트가 좋을지 남들에게 묻고 그것을 해 봤는데 그것에 실패해서 다른 다이어트 방법을 찾는 질문들이 실시간 으로 올라온다. 질문이 이렇게 추상적이니 답변들도 그 나물에 그 밥이 다. 대부분은 자신의 주변에서 들은 정보를 올리거나 심지어 상업적인 광 고들까지도 눈에 띈다.

그러나 건강한 다이어트는 개개인의 특성과 생활 패턴 등을 고려하지 않고는 절대로 성립할 수 없다. 또한 아무리 소문난 훌륭한 다이어트도 개인차가 있는 만큼, 다이어트를 하는 본인도 그 다이어트를 권하는 이도 모두 그 개인적인 차이를 고려해야 한다.

예를 들어 다이어트를 시작하려고 할 때 반드시 점검해 봐야 할 부분이 있다. 바로 자신의 취향과 식습관 그리고 생활 리듬이다. 만일 어린 시절부터 단 것에 길들여진 사람이라면 그 단 음식을 아예 피하는 것은 그 실행이 어렵다. 그럴 때 무조건 단 음식을 끊고 다른 식단만을 강요하는 식이 다이어트는 좋은 효과를 낼 수 없다.

오히려 그럴 때는 단 음식을 먹되 이를 최소화하려는 스스로의 의지를 북돋고, 대신 단 것을 피하게 만드는 생활 지침, 그리고 운동을 권하는 것이 더 나을 수 있다. 또한 입맛에 길들여진 식단은 하루아침에 바꾸는 대신 서서히 바꿔 스트레스를 느끼지 않아야 한다.

또한 같은 운동이라도 사람마다 할 수 있는 양이 다르다.

연령대나 체중 면에서 무리한 운동을 했을 경우, 또는 취미에도 맞지 않는 운동 종류를 효과가 좋다고 억지로 할 경우, 쉽게 중단되거나 역효과를 낼 수 있다. 이럴 때는 운동도 체력과 취향에 맞게 무리하지 않게 조절해야 한다.

이처럼 행복한 다이어트를 하려면, 그 자신을 좀 더 객관적인 시선으로 바라볼 필요가 있다. 즉 자신이 음식에 대해 어떤 충동을 느끼고 어떤 음식을 좋아하며, 왜 그것을 좋아하는지, 자신이 평소 어떤 생활 습관을 가지고 있는지를 스스로가 상담자가 되어 분석하고 그것을 토대로 다이어트 방법을 선택하는 것이다. 즉 다이어트는 사전에 많은 시간을 할애해 자신에게 어떤 다이어트가 맞을지 판단내리는 것이 중요하며, 나아가 다이어트를 실시하고 있는 도중에도 때에 맞춰 유연성을 발휘해야 한다.

예를 들어 다이어트를 실시하다 보니 뭔가 플랜 자체가 무리하다고 생각이 들 때는 과감하게 그 플랜을 수정할 수 있는 용기가 필요하다. 이는 절제력 없이 다시 무질서한 생활로 돌아가라는 뜻이 아니라, 이 다이어트를 장기적으로 끌어가기 위해서 할 수 있는 것을 하라는 의미다. 예를 들어 좋아하는 음식이 있는데 그것에 아예 젓가락을 대지 않으며 스트레스를 받기보다는 그것을 예전의 3분의 1만, 또는 한 젓가락만 먹으라는 이야기다. 그렇게 조금씩 양을 줄여 안 먹어도 참을 만해지면 그때는 그 음식을 먹지 않으면 된다.

다이어트는 결코 정해진 대량 생산 상품이 아니다. 많은 클리닉의 처방이 개개인들 모두에게 효과를 발휘하지 못하는 것은 바로 개인차를 고려하지 않고 마치 공장에서 찍어낸 물품처럼 무미건조한 처방전만을 남발하기 때문이다.

자신의 특징과 습관을 가장 잘 아는 것은 바로 그 자신이다. 설사 전문가의 도움을 받더라도 상담 시 자신의 식습관과 생활에 대한 정보를 충분히 줌으로써 전문가 보다 효율적으로 자신을 도울 수 있도록 하라. 그러나 가장 좋은 방법은 자신의 생활 전체에서 자신의 규칙을 정하고 스스로에게 가장 잘 맞는 다이어트 법을 그 자신이 만들어나가는 것이다.

큰돈이 드는 다이어트는
실패의 지름길이다

우리나라 직장인들이 평균적으로 한 달에 소비하는 다이어트 비용은 5만 원가량이라고 한다. 이렇게 한 달 소비하는 비용을 1년 동안 합쳐 보면 대략 60만 원 정도다. 10년 전만 해도 다이어트 비용이 따로 나가는 것이 일반적이지 않았던 반면, 이제는 한 달에 핸드폰 요금만큼 다이어트를 위한 비용이 지속적으로 지불되고 있다.

그러나 더 중요한 것은 여기서 5만 원은 평균치라는 점이다. 즉 다이어트를 할 틈이 없어 미루거나, 다이어트의 필요성을 몰라 그와 관련된 소비를 하지 않는 사람, 그저 혼자 운동으로 다이어트를 하는 사람 등등을 모두 제외한 한 달 평균 비용 5만 원은 결코 작은 돈이 아니다. 다이어트 비용으로 한 푼도 지불하지 않는 사람도 있음에도 이 정도 수치가 나온 것은, 이 중에 수백 만 원하는 고가의 다이어트의 비용을 지불한 사람도 분명 있다는 것을 의미한다.

그렇다면 일반적으로 우리가 접할 수 있는 다이어트의 비용은 어느 정도일까?

일반적으로 적은 비용을 들이면서 할 수 있는 헬스나 운동의 경우 한 달의 고정비가 4만 원에서 15만 원가량이다. 혼자 할 수 있는 운동이라면 3~7만 원 정도이며, 강습 등을 받으며 취미로 운용하는 경우 8만 원~15만 원 정도로 비용이 나간다. 그러나 이것들은 꾸준히 시행하면 제법 효과를 볼 수 있는 편이다. 또한 더 나아가 스스로 식단을 조정하고 가까운 공원 등을 이용해 운동을 하는 경우 특별한 돈을 들이지 않고도 끌어가는 것이 가능하다.

그렇다면 가장 많은 돈이 드는 다이어트 방법은 무엇일까?

아마 짐작하겠지만 다이어트 클리닉에서 광고하는 다이어트 프로그램들이다. 최근 들어 인터넷이나 잡지를 보면 몇 개월에 몇kg 그램 감량을 내세워 전후 비교 사진을 광고하는 프로그램들이 있다. 종류도 양방에서 한방까지 다양하다. 드라마틱하게 살이 빠진 체험자들의 전후 사진을 보면 누구나 "나도 한번쯤 해보고 싶다"는 생각을 하게 된다. 그러나 막상 찾아가서 상담을 하게 되면 그런 말은 쑥 들어가고 만다.

이런 다이어트 프로그램에 드는 비용은 1백만 원에서 3백만 원 가량이 일반적이며, 기간도 최소 한 달에서 6개월까지 다양하다. 여기서 그치는 것이 아니라 병원에서 추천하는 물품이나 보조제들을 구입하다 보면 여기에 또다시 추가 비용이 30만 원~100만 원까지도 들어간다. 병원은 여러 다이어트를 하다가 재차 실패한 사람, 시간 부족 등의 이유로 스스로 식습관을 챙길 여유가 없어 자신의 체중을 클리닉의 손에 맡긴 사람들이 많아 이런 추가 권유에 쉽게 흔들린다.

게다가 살을 빼는 데 스트레스를 느끼는 사람들은 다이어트 프로그램과 더불어 극단적인 지방흡입술 등의 시술까지도 서슴지 않는다. 본래 고도 비만 환자들을 위해 개발된 최후 단계의 의학 처지가 무분별하게 남발되는 셈이다. 이 지방 흡입술은 부위나 용량에 따라 다르지만 대개 300만 원~에서 600만 원까지 비용이 계산되므로 적지 않은 경제적 손실을 입게 된다.

애써 돈을 모아 명품 가방을 하나 사듯이 저축 통장을 깨서 비만 클리닉에 다니는 사람들이 점점 늘어나고 있는 요즘, 한 가지 생각해 봐야 할 점이 있다. 성형수술을 하듯 큰돈을 들여 얻어낸 다이어트 결과가 과연 만족할 만한가이다. 다음은 많은 돈을 들여 하는 다이어트에 대해 우리가 꼭 짚고 넘어가야 할 질문이다.

첫째, 적게는 1백 만 원, 크게는 1천 만 원까지도 지불해야 하는 그 엄청난 비용을 감당할 만한 재정적 여유가 있는가?

둘째, 그 비용으로 시도해볼 수 있었던 더 효율적인 다이어트는 없었는가?

셋째, 지속적으로 들인 비용만큼 만족스러운 결과를 지속적으로 얻었는가?

이를테면 연예인이, 외모 유지가 필요한 직업군 등 일시적으로 살을 빼야 하는 사람에게는 다이어트 클리닉도 하나의 대안이 될 수 있다. 그들은 엄청난 비용을 지불하면서 바쁜 일정을 쪼개 클리닉에서 체중 관리를 한다. 그리고 그 달라진 외모를 통해 또다시 많은 금액을 벌어들여 다이어트에 투자하고, 가격 대비 만족감을 얻는다.

그러나 평범한 사람들에게 다이어트 클리닉에 지불하는 엄청난 금액은 큰 부담을 안겨줄 뿐 아니라, 지속적으로 효과를 유지할 수 없다는 점에서 빚잔치와 다를 바가 없다.

설사 빚을 얻어서 한 것이 아니라 해도 그 정도 돈을 들여 할 수 있었던 다른 일들을 생각하면 빚을 진 것과 다름없다. 통장에 들어온 월급을 뭉텅이로 쪼개 다이어트 클리닉에 투자했다가, 또다시 살이 쪄서 다른 다이어트 클리닉을 찾다가 파산 상태에 이른 사람들, 생각만큼 효과를 보지 못했다고 환불 소동을 벌이는 젊은 여성들….

그러나 이 모두는 사실 애초부터 예견된 문제들이다. 사람은 일정한 목표를 위해 많은 돈을 들일수록, 더 큰 기대 심리를 가지게 된다. 즉 돈을 들이면 내 노력 없이도 온 몸을 완전히 뜯어 고쳐줄 것이라고 생각하는 것이다. 그런데 비싼 돈을 지불하고도 생각만큼 성과를 얻지 못하면 실망하고 스트레스가 쌓인다.

또한 개인차는 하나도 고려하지 않고 무조건 한 달에 얼마를 빼주겠다는 목표치를 광고하는 등 이른바 성과내기에 급급한 클리닉들의 상술 또한 큰 문제다. 이들에게 환자는 치료 대상이 아니라 고가의 시술을 통해 병원의 이익을 늘려줄 수 있는 고객들인 셈이다.

물론 지방 흡입술이 단기간에 흡족한 결과를 내 올 수도 있다. 그러나 이 한 가지 사실은 꼭 기억해야 한다. 아무리 지방 흡입술을 받아도 결국 그 지방이 빠져나간 자리는 철저한 관리 없이는 금방 복원되며, 몸매 관리에 기를 쓰는 연예인들도 사실상 이런 클리닉 외에 혹독하리만큼 철저한 자기 관리를 한다는 점이다.

결론적으로 말하면, 큰돈을 들이는 다이어트는 결코 그 돈만큼의 가치를 보여 줄 수 없다. 설사 성공했다 하더라도 그것은 클리닉의 덕이라기보다는 그 자신의 노력이 더 큰 영향을 미쳤을 것이다.

따라서 꼬박꼬박 적금을 붓듯 비싼 돈을 들이기 전에, 지금 내게 맞는 다이어트 방법, 내 생활과 습관에 대한 고민부터 하자. 큰돈을 들여야만 다이어트 성공 확률도 더 높아진다는 편견은 전혀 근거가 없으며, 만일 클리닉 치료를 고민하고 있다면 그 돈으로 할 수 있는 다른 많은 가치 있는 일들부터 생각해 보는 것이 현실적일 것이다.

많은 걸 참아야 하는 다이어트는 피하라

다이어트가 너무 강한 금기나 룰을 가지고 있으면, 그것이 아무리 효과 좋은 다이어트라고 해도 다시 한 번 생각해 볼 필요가 있다. "아무리 힘든 고난이 와도 나는 이겨내고 꼭 살을 뺄 수 있을 거야."라는 희망 사항은 잠시 접고, 현실적으로 내가 이 금기들을 참아낼 수 있을지, 나의 한계점은 어느 정도인지 생각해 봐야 한다.

많은 이들이 다이어트를 시작하고 1주일 정도 해보다가 결국 못 참고 포기해 버린다는 점에서 볼 때 자기 점검은 중요한 의미를 갖는다.

예를 들어 다이어트는 엄밀히 말해 먹는 것을 제한하는 것과 관련이 있다. 많이 먹던 것을 줄이는 것도 일종의 스트레스인데 그 외에 지켜야 할 사항이 한둘이 아니라면 어떨까?

정확한 플랜과 식단을 짜놓은 다이어트는 겉보기에는 정확하고 체계적으로 보여 쉽게 도전할 수 있을 것 같지만 사실은 그렇지 않다. 우리의 생활에는 많은 변수가 존재하고 그 룰을 깨뜨려야 하는 상황도 생겨난다. 특히 사회생활을 왕성하게 하는 사람들은 인간관계를 당분간 끊지 않는 이상 지나치게 엄격한 식단과 플랜을 따라갈 수 없다. 그리고 정해진 플랜을 모두 지켜야 살이 빠진다는 생각은, 그 중에 하나를 어기게 되었을 때 자기비하나 자포자기의 결과를 가져온다.

플랜이 흐트러져 좌절감을 느낄 때 대부분의 사람들은 "휴, 결국 난 먹는 것 하나 못 참는 의지 약한 사람이야."라든지 "에이, 몰라. 이왕 이렇게 된 게 살던 대로 살래." 식의 감정을 느끼게 되는데, 이래서는 절대로 다이어트에 성공할 수 없다. 또한 이는 다이어트에 대한 부정적인 생각을 키워 아예 다이어트에 겁을 내게 만들거나, 실패에 대한 보상으로 더 혹독한 다이어트에 매달리도록 만든다.

이 중에서도 가장 큰 문제가 되는 것은 먹는 것을 극도로 절제하는 다이어트다. 일부 다이어트들은 정해진 식단대로 그램 수를 재서 먹거나, 심할 경우 아예 단식을 권하는데 이는 생각 외로 심각한 결과를 야기할 수 있다. 배고픔이 극도로 커져 일상생활을 방해하고, 역설적으로 식욕에 불을 붙여 폭식을 유도함으로써 오히려 체중을 늘리는 결과를 낳을 수도 있다.

앞에서도 언급했지만 우리 몸은 평상시의 것을 유지하려는 습관이 있다. 계속해서 먹고 싶은 것을 못 먹게 되면 우리 몸은 음식에 대한 갈증을 느낀다. 영화나 만화에서 오래 굶은 사람들이 음식이 둥둥 떠다니는 헛것을 보는 장면이 기억나는가?

식사를 극도로 제한하는 다이어트일수록 그 과정에서 음식에 대한 집착이 생겨나고, 결국 식습관을 올바로 바꿀 수 있는 기회는 점점 더 멀어진다. 또한 식사 제한에 대한 박탈감을 해소하는 방식으로 더 많은 음식을 먹는 폭식증에 빠지게 된다. 이는 거식증 환자 대부분이 폭식증까지 동시에 가지고 있다는 점에서도 충분히 알 수 있다. 그런가 하면 운동도 한번 살펴보자.

많은 사람들이 '운동'을 떠올리면 옷이 땀에 흠뻑 젖을 정도로 격렬하게 움직여야 한다고 생각한다. 그러나 몸을 움직이는 것을 귀찮아하거나 운동을 많이 해보지 않은 사람에게 이는 생각만으로도 두려워진다. 만일 어떤 다이어트 플랜이 이런 운동을 해야만 살을 뺄 수 있다고 강요한다고 치자. 과연 우리는 얼마나 그 플랜을 충실하게 따를 수 있을까?

반대로 운동량은 많지 않아도 좋으니 꾸준히 걷거나 기초 근육 훈련만으로도 허리둘레를 유지할 수 있다고 생각하면, 그 강박도 훨씬 덜해진다. 우리는 다이어트를 할 때 전쟁을 치르듯이 전력을 다한다. 하지만 달리기를 해본 사람이면 누구나 알겠지만 단거리 달리기는 숨이 차서 오래 뛰지 못한다. 다이어트도 그런 면에서 달리기와 비슷한데 속도와 에너지의 완급을 잘 조절하는 장거리 마라톤 형태가 가장 적절하다.

"살 빼는 데 뭐 이렇게 조건이 많아!"라는 생각이 든다면 일단 그 플랜을 의심해보자. 심리적 육체적 압박이 극심해 참고 또 참아야 하는 다이어트라면 분명히 오래 지속하기도 어려울뿐더러 무리한 목표 설정으로 인해 좌절감만을 안게 될 뿐이다. 즉 역설적으로 가장 좋은 다이어트는 불굴의 투지로 자신을 닦달하지 않고도 할 수 있는 다이어트인 셈이다.

거창한 다이어트는 실패할 확률이 높다

다이어트는 자격증이나 언어공부를 하기 위해 학원을 다니는 것과는 다르다. 마치 공부할 때 계획을 짜듯이 아무리 꼼꼼한 플랜을 짜도 완벽하게 지켜내는 것은 불가능하다는 뜻이다. 그런 면에서 완벽함은 다이어트와는 어울리지 않는 단어일지도 모른다.

예를 들어 훌륭한 다이어트 식단을 발견했더라도, 내가 평소 먹거나 요리하던 음식과는 완전히 다른 종류의 것들일 때가 있다. 야채 몇 그램, 고기 몇 그램 식으로 모조리 계량에 달아 그램 수를 체크하고 야채 종류도 한정되어 있다. 또 몸무게와 복부비만을 체크해야 하니 체중계와 줄자도 필요하다고 한다. 또한 운동도 병행할 것을 권하고 있기 때문에 헬스클럽에도 등록을 해야 한다. 바로 여기서부터 문제가 시작된다.

일단 냉장고 청소부터 시작해 필요한 재료들을 사기 위해 마트를 가야 한다. 난생 한 번도 먹어 보지 않은 음식들도 있어서 고르려면 시간이 걸리고, 또 그 재료들을 손질하는 것도 일처럼 느껴지고, 낯선 음식을 조리하자니 막막한 기분이 든다. 게다가 체중계와 줄자도 사야 하고, 어느 헬스클럽이 적당할지 알아봐야 한다. 준비물을 체크하는 것만으로도 지치는 기분에, 이것저것 준비를 하려니 벌써부터 귀찮아지고 "에이, 다음 주부터 하지."라고 생각해 버린다. 물론 그 다이어트는 다음 주에도, 그 다음 주에도 시작되지 않는다.

물론 이런 준비물들을 착실하게 준비하고 식단을 지키는 이들도 있다. 하지만 있던 그대로에서 조금 덧붙여 시작하는 것이 아니라 모조리 싹 바꿔서 시작한다는 것은 애초부터 무리수가 있다. 설사 며칠 동안 분주히 움직여 갖출 것을 갖췄다 해도, 낯선 생활 습관과 식단을 받아들여야 하는 적응 기간이 있어 한동안은 제대로 다이어트에 집중하기조차 어렵고, 평소 생활과 다른 면이 많아 자신이 다이어트를 하고 있다는 강박은 더 커진다. 물론 이런 강박이 의지를 북돋아 주기도 하지만, 지나칠 경우는 정신적인 스트레스로 쌓인다.

그런가 하면 유명하다는 클리닉이나 강습반을 찾아 먼 곳까지 차를 타고 가는 이들도 있다. 대부분의 클리닉이나 운동 센터에서는 '일주일에 몇 회 이상'이라는 규칙을 가진다. 꾸준히 하지 않고 중간에 쉬어 버리면 효과를 보기 어렵다고 말한다.

그런데 집 근처가 아닌 차 한번을 갈아타는 곳의 클리닉과 운동 센터에 등록을 했다고 치자. "살 빼는 데 이 정도 노력은 해야지." 단단하게 마음 먹고 처음 한두 주는 성실하게 상담과 치료도 받고 운동도 한다. 그러나 빡빡한 스케줄에 일주일에 두세 번을 따로 시간을 내야 하니, 점점 모든 것이 부담스럽게 느껴져 결국 더 이상 찾지 않게 된다.

아마 많은 이들이 위와 비슷한 경험을 했을 것이다. 다이어트는 결코 최상의 조건이나 꼼꼼한 실천 계획표가 필요한 것이 아니다. 오히려 많은 노력을 요구할수록 그 다이어트는 장기적으로 지속하기가 어려워진다.

따라서 다이어트를 하려면, 친숙해지기 쉬운 식단을, 시설은 다소 부족하더라도 내 생활권과 가깝고 언제든지 편하게 오갈 수 있는 운동 센터를 택하는 것이 중요하다. 남들이 유명하다고 해서, 또는 보기에 효과가 있는 듯 생각돼서 선택했던 다이어트가, 결국 돈 낭비 시간 낭비만 불러왔다면 그야말로 빛 좋은 개살구가 따로 없다. 그리고 그 같은 잘못된 선택이 잦아질수록 다이어트에 성공할 수 있는 확률도 점점 낮아진다.

즉 우리는 다이어트를 하기에 앞서 한 가지 사실을 기억해야 한다. 거창한 다이어트는 대개 거창한 실패로 끝난다는 점이다.

자녀들의 비만을
해결할 수 있는 방법

우리 아이들에게 무슨 일이
벌어지고 있나?

옛날에는 아이가 통통하면 잘 먹고 잘 크고 있다고 해서 오히려 보기 좋다고 말하곤 했다. 물론 어릴 때는 가리는 것 없이 잘 먹고 튼튼하게 자라는 것이 최고다. 그러나 그 잘 먹고 잘 크는 것도 아이의 몸무게가 정상 체중을 넘어 심각한 비만 상황으로 치달을 때는 얘기가 달라진다.

지난 10년 사이 체질량 지수 25를 넘는 비만 환자의 비율이 36%를 기록해 10년 전과 비할 때 11%가 증가했다.

그러나 이는 더 이상 성인들만 겪고 있는 문제라고 할 수 없다. 성인 비만율이 급증함과 동시에, 청소년과 어린이의 비만 비율도 10년 사이 2배 가까이 증가한 것이다.

이처럼 어린아이 또는 청소년의 비만을 통틀어 소아비만이라고 하는데, 이 소아비만은 체격 지수, 피부 두께 측정 등을 통해 진단하며, 평균 체중보다 30% 이상 높은 몸무게가 나갈 때 소아비만 진단을 받게 된다.

다들 짐작하고 있듯이 이처럼 소아비만이 생겨난 것은 최근 급변하는 생활 환경과 큰 연관이 있다. 학교에서 수업을 마치고 집으로 돌아온 뒤, 뛰어 노는 시간보다는 PC 게임이나 텔레비전 시청을 즐기고 딱히 뛰어놀 수 있는 자유로운 공간이 사라지고 있기 때문이다. 아이들의 취미 생활이 이렇게 집안으로 한정되다 보니 자연스럽게 아이들의 운동량도 줄어들게 되었다.

게다가 엎친 데 덮친 격으로 요즘 아이들은 전통적인 한식보다는 피자나 햄버거 등의 패스트푸드나 육류 등 고열량, 고지방, 고염분 음식들에 자주 노출된다.

특히 외식이 늘면서 맞벌이 가정 등 부모가 모두가 일하는 경우, 아이들은 손쉽게 이런 고열량 음식들을 접하게 되고, 이것이 소아비만이 증가하는 요인 중에 하나로 지적되고 있다.

사실상 아이들의 무분별한 음식 섭취는 제과 회사들에게도 책임이 있다. 시간이 빠듯한 요즘 부모들로서는 시간을 들여 음식을 만들어 주기 어렵다 보니 가공 식품을 먹이게 된다. 그러나 무조건 더 많이 파는 데만 혈안이 된 대부분의 제과회사들은 품질이나 열량과는 상관없이 겉포장만 그럴 듯한 영양가 없는 간식들을 대량 광고 미디어를 동원해 아이들의 머릿속에 주입시킨다.

그리고 이 같은 위험한 먹거리들은 아이들의 삐뚤어진 식습관과 비만을 불러일으키는 주 원인이 되고 있다.

소아비만은 그 위험성 면에서 결코 성인비만에 뒤지지 않는다. 아니 오히려 성인비만보다 더 위험하고 세심한 주의가 필요하다. 연구 결과에 의하면, 어린 시절 어린이 비만이나 청소년 비만을 앓게 될 경우, 그 아이가 나중에 성인으로 성장했을 때 그 80%가 성인 비만으로 이어진다고 한다. 즉 어렸을 때 뚱뚱한 아이는 커서도 뚱뚱할 가능성이 높다는 뜻이다.

이는 우리 지방 세포가 가지는 성질 때문이다. 우리가 흔히 똥배라 부르는 복부 지방, 그 외에 모든 살들은 모두 지방 세포들이 모여 이룬 조직들이다. 그리고 살이 많이 찐 사람의 지방 세포는 보통 사람들보다 그 크기가 크다. 즉 하나의 세포에 일반 사람보다 더 많은 지방이 들어 있는 셈이다. 그런가 하면 우리 몸의 지방 세포는 일단 그 크기가 커지면 잘 줄어들지 않는다.

한편 어른이 돼서 살이 찐 사람들은 지방 세포 개수는 같고 그 크기만 커지는 반면, 아이들이나 청소년의 경우는 그렇지 않다.

아이들은 한창 몸이 자라나는 사춘기 무렵이 되면 더 많은 지방 세포를 만들어 내게 되는데, 이때 아이의 체중이 정상을 넘어설 경우 그 아이는 보통 아이들보다 훨씬 많은 지방 세포를 만들어내게 된다.

그리고 이처럼 지방 세포의 개수와 크기가 늘어난 아이는 어른이 되어 살을 빼려고 해도 보통 사람들보다 훨씬 어렵고, 간신히 살을 뺐다고 해도 요요현상을 겪을 확률이 높아진다. 지방 세포 수가 훨씬 많은 뿐더러 세포 크기까지 늘어나 있어 보통 사람들보다 지방이 축적되기 더 쉬워지는 것이다.

어린아이의 비만의 문제점은 여기에만 그치는 것이 아니다. 비만은 이 말고도 수많은 부정적인 영향을 아이에게 미친다.

  첫째, 성장기 비만은 키가 자라는 것을 방해한다. 비정상적인 몸 활동으로 인해 사춘기가 일찍 시작되고 성장 호르몬 분비에 장애를 겪게 되는데, 이처럼 사춘기가 일러지면 성장 판이 빨리 닫혀 키가 자랄 수 있는 시기도 2~3년이 짧아진다. 또한 과중한 몸의 무게가 비정상적인 골격 발달을 불러와 척추나 다리에 무리를 주게 되어 척추나 다리가 휘어지기도 한다. 즉 소아비만의 해결은 자녀의 키를 위해서도 몸의 건강을 위해서도 반드시 해결해야 할 문제다.

  둘째, 소아비만은 학습 능력에도 큰 영향을 미친다. 브리스틀대학 그레이엄 콜린그리지 교수에 의하면, 비만을 가진 아이는 보통 아이보다 인지 능력이 떨어진다고 한다. 인간의 기억은 신경세포 표면의 인슐린 수용체가 인슐린과 만나면서 형성되는데, 비만이거나 혈당, 혈압이 높으면 인슐린 수용체의 기능에 문제가 생긴다는 것이다. 이에 많은 학자들도 인슐린 같은 대사 조절 물질이 학습 능력에 영향을 준다는 주장을 지지하고 있다.

  셋째, 소아비만은 아이에게 여러모로 정서 불안을 안겨 준다. 한창 자라나 사춘기에 들어설 무렵의 아이는 비만으로 인해 여러 마음의 상처를 입게 된다. 주변 사람들의 시선은 물론, 인지 능력이 떨어져 성적도 낮아지고, 자칫 반에서 왕따를 경험하기도 한다. 이렇게 형성된 어린 시절의 기억은 아이가 건강한 성인으로 자라나는 것을 방해하고 치유할 수 없는 정신적 트라우마를 안겨 줄 가능성이 높다.

이처럼 소아비만은 여러모로 성인비만만큼, 혹은 그 이상으로 심각한 문제를 야기하는 만큼 조기에 예방하는 것이 중요하다. 아이를 가장 가까운 곳에서 지켜보는 사람은 바로 가족들이다. 즉 아이의 식습관을 가장 가까이 챙길 수 있는 부모가 이 부분에서 그 심각성을 느끼고 발 빠른 대처를 해야 한다.

또한 아이가 뚱뚱할 경우 대부분 그 가족들 역시 비만이거나 비만 위험성이 높은 만큼, 아이가 비만이라면 어느 가족 구성원 한 사람의 비만만 신경 쓸 것이 아니라, 그 가족 전체의 식탁을 개선하는 일이 필요하다.

아이들에게도 성인 질환이 생길 수 있다

옛날에는 당뇨와 고혈압, 비만 같은 질병은 '성인병' 이라고 하여 성인들만 걸리는 질환으로 분류되었다. 그러나 최근에는 남녀노소 할 것 없이 이 질병들에 걸리고 따라서 그 명칭도 '생활습관병' 으로 바뀌었다. 즉 생활 습관이 잘못되면 누구나 할 것 없이 이 질병들에 걸릴 수 있다는 뜻이다. 이는 우리 아이들도 예외가 아니다.

비만인 아이들의 경우 그 60%가 고지혈증을 앓고 있다. 고지혈증은 몸 안을 흐르는 혈액에 지방 성분이 많이 나타나는 병으로 동맥경화와 같은 심혈관 질환 등을 유발하는 직접적인 원인이다. 즉 동맥경화의 시작이 더 이상 성인이 되어서가 아니라 소아기 때부터 시작되어 점차 진전되는 것이다.

또한 비만 아이는 30% 이상이 지방간이다. 40대에 술과 회식을 즐기는 남자 어른들에게서 주로 나타나던 지방간이 아이들 건강까지 위협하고 있는 것이다. 게다가 이 지방간은 간경화증에 이어 간암으로 발전할 위험이 높은 만큼 반드시 예방되어야 할 질병이다.

그런가 하면 뚱뚱한 아이들 사이에는 고혈압을 가진 아이들도 있다. 물론 아이들은 노인들이나 어른에 비해 혈관의 탄력성이 좋아 갑작스런 뇌경색이나 동맥경화로 발전하지는 않지만 차츰 성장하면서 심각한 질환으로 발전할 가능성이 높으며, 혈압으로 인한 집중력 저하, 학습 장애, 두통, 어지럼증 등을 겪기도 한다.

마지막으로 아이들에게 나타나는 또 하나의 성인병이 있다. 바로 당뇨병이다. 아이들의 당뇨는 소아당뇨라고 불리는데 비만으로 인한 어른의 당뇨와 흡사한 질병이다. 소아 당뇨병의 경우 내장 지방이 그 원인인 경우가 많다.

청소년 비만은 국민 영양 불균형의 바로미터다

최근 들어 서울 시내 모든 학교에서 탄산음료뿐만 아니라 커피와 라면, 튀김 류의 판매가 전면 금지되었다.

서울시 교육청에서 학교 보건 기본 방향에서 커피, 라면, 튀김 판매에 따라 과다 섭취할 경우 비만 등 성장 발육에 심각한 장애를 초래한다는 점을 경고해 각 학교의 구내 매점이나 식당에서 이를 취급하는 것을 금지한 것이다. 물론 이는 반가운 소식이고 장기적으로 아이들의 건강에도 도움이 된다. 그러나 학교 매점의 식품보다 더 중요한 것이 있다. 바로 가정에서의 음식이다. 아이는 학교에서 먹는 것보다 많은 양의 음식을 집에서 먹는다.

많은 부모들이 아이를 키우고 학교에 보내면서 항상 신경 쓰는 것이 있다. 바로 성적표다. 아이가 어떤 과목을 잘하고 수업 태도는 어떤지, 숙제는 꼬박꼬박 잘하는지 항상 걱정한다. 그렇다면 엄마들은 아이가 하루 동안 학교에 가서 무엇을 먹는지, 급식에서는 무엇을 먹고, 간식은 어떻게 먹고, 얼마나 운동하고 걸었는지 등에 대해서는 얼마나 잘 알고 있을까?

소아비만의 원인을 살피다 보면 중요한 문제점이 하나 발견된다. 소아비만이 발생하는 가장 큰 원인 제공자가 부모일 수 있다는 점이다. 예를 들어 부모가 비만일 경우 아이가 소아비만일 확률도 높아진다. 부모가 키가 크면 아이도 크고, 부모가 푸른 눈을 가졌으면 아이도 푸른 눈일 가능성이 높은 것처럼, 부모 양쪽이 다 비만일 경우 그 아이가 비만이 될 가능성도 89%까지 높아진다는 것이다. 즉 이는 비만 가족의 자녀일수록 소아비만인 아이들이 많다는 이야기다.

그러나 이는 반대로 바라보면, 유전적 특성이 모든 아이를 비만으로 만드는 것은 아니라는 점 또한 보여준다. 부모가 비만이라도 비만으로 발전하지 않은 아이들이 20%나 있기 때문이다.

즉 아이가 비만이 되는 이유는 일부 유전적 특성에 기인하기도 하지만, 사실상 비만 유전자에 대해 정확한 사실이 밝혀진 바는 없으며, 나쁜 식습관이 더 큰 영향을 미친다는 이론이 더 지배적이다. 이를테면 체내 유전자 배열만큼이나 집안에서 '유전적'으로 먹고 있는 음식이 아이에게 비만을 가져오며, 더불어 식탁의 위험성을 차단하면 유전적 특성으로 인한 비만을 충분히 예방할 수 있다는 의미다.

즉 소아비만을 일으키는 큰 원인은 한 가정의 식습관 전체가 복합적으로 작용한 결과며, 비록 비만 유전자를 가지고 있더라도 식습관만 바르면 살이 찌지 않을 수 있다. 뚱뚱한 어른이 뚱뚱한 아이를 만들어내고, 그 뚱뚱한 아이는 또 자라서 뚱뚱한 어른이 되고 있는 지금의 연결 고리를 끊으면 소아비만도 줄일 수 있다는 것이다.

그러나 안타까운 것은 부모 자신도 자기가 먹고 있는 음식의 위험성을 모른다는 점이다. 부모 스스로도 그것을 모르는데 어떻게 아이들의 식습관을 지도할 수 있겠는가.

즉 가정의 식탁이 불안하고 부모가 잘못된 식습관을 가지고 있다면, 더 나아가 비만에 대해 잘못된 상식을 가지고 있거나 아이를 지도할 능력이 없다면 앞으로 어떤 사회적 장치에도 불구하고 소아비만의 증가율은 멈추지 않을 것이다.

아이에게 위험한 가정의 습관들

1. 육류를 식탁에 자주 올리지만 생선과 야채는 인기가 없다.

2. 한 달에 몇 번씩 가족끼리 외식을 즐긴다.

3. 텔레비전을 시청하며 저녁을 먹는다.

4. 식사할 때 접시는 무조건 깨끗이 비운다.

5. 후식을 꼭 챙겨 먹는다.

6. 고소하고 기름기 있는 음식을 좋아한다.

7. 계단보다는 엘리베이터를 이용한다.

8. 움직이는 것을 싫어한다.

아이는 자연스럽게 부모를 보고 자라며, 부모가 고수하는 생활 습관을 따라간다. 한 부모가 위 사항의 절반에만 해당되도 아이는 그것을 곧바로 배운다. 즉 "나는 그래도 내 몸을 생각해서 체중 조절도 하는데 우리 집 아이는 그렇지 않아서 걱정이에요."라고 말하는 부모들은, 다시 한 번 자신의 생활 습관을 점검하고 아이에게 안 좋은 영향을 미칠 수 있는 것들은 없는지 돌이켜 봐야 한다.

우리가 크게 '사회'라고 부르는 것은 사실상 작은 가정들이 합쳐져 만들어지는 것이다. 개별적인 가정의 노력은 나아가 사회 전체의 노력이 되고, 올바른 식단과 생활 습관을 실천하는 이들이 많아질수록 소아비만의 확률도 자연스럽게 줄어들게 된다.

심지어 아이가 패스트푸드점을 자주 갈 때 아이와 싸우는 것보다는 건강한 식단의 이로움, 집에서 만든 음식도 얼마든지 맛있을 수 있다는 것을 직접 보여 주는 편이 훨씬 효과가 좋다. 그리고 이 같은 다양하고 실천적인 노력들은, 결과적으로 비만한 아이들을 만들어내는 식단 불균형 사회를 바꿔 나가는 데 큰 도움이 될 것이다.

자녀들의 비만을 줄이는 방법

비만이 먹는 습관에서 비롯됐다는 점은 어떤 면에서는 희망을 주는 메시지다. 거꾸로 생각하면, 먹는 것만 조심해도 비만을 치료할 수 있기 때문이다.

음식은 기초적으로 우리 몸을 구성하는 에너지를 만든다. 또한 우리 몸의 조직체는 어느 하나 할 것 없이 음식 성분을 통해 구성된다. 이것 하나만 생각해도 우리가 먹는 음식이 얼마나 중요한지, 좋은 음식을 올바로 먹는 것이 건강에 얼마나 큰 영향을 미치는지를 곧바로 직감할 수 있을 것이다. 특히 성장기에 있는 아이들은 충분히 잘 먹는 동시에 좋은 음식을 먹어야 무리 없이 좋은 골격 조건과 강인한 체력을 가지게 된다.

그런데 왜 우리는 이 사실을 알면서도 쉽게 먹던 음식을 바꾸지 못하는 걸까? 그에 대한 해답을 찾으려면 아주 오래전으로 거슬러 올라가야 한다.

식습관은 성인이 되어 갑자기 형성된 것이 아니다. 아주 오래전으로 돌아가 보면 이유식을 할 때부터 소아기, 청소년기를 거치면서 결정된다.

특히 청소년기까지 형성된 식습관은 이후 나머지 인생에까지 영향을 미친다. 또한 이때 형성된 식습관으로 인해 우리 수명은 늘어나거나 단축되기도 한다.

위에서 청소년 비만의 위험성을 강조한 것도 이와 연관이 있다. 잘못된 식습관을 가진 아이를 방치할 경우 그 아이의 식습관은 나중에 성인이 되어서까지 이어지고 결국에는 성인병 등 치명적인 질환으로 이어질 가능성이 높기 때문이다.

그렇다면 좋은 음식으로 좋은 몸을 만든다는 것은 어떤 의미일까? 바로 먹는 것을 심사숙고해서 결정하고 먹는 일이다.

다음은 우리가 가정에서 아이들과 쉽게 해볼 수 있는 좋은 식습관 기르기의 기본적 사항들이니 알아두고 활용하면 큰 도움이 될 것이다.

1. 그릇은 작은 것을 사용한다

과식이 습관이 된 가족들의 경우 특히 밥그릇이 크고, 대체로 큼직큼직한 식기를 사용하는 경향이 있다.

이때 밥그릇은 설사 덜어 먹는 한이 있어도 작은 것을 사용하도록 한다. 아니면 밥을 먹기 전에 빈 그릇에 덜어 나누어 먹는 습관을 들이면, 음식에 대한 욕심을 덜 수 있다.

반대로 전이나 튀김 등은 큰 그릇에 위로 쌓아서 담으면 적게 담아도 풍성하게 보여 먹는 양을 줄일 수 있다.

2. 포크 사용을 자제한다

포크는 음식을 반찬을 쉽게 찍어 먹을 수 있다. 또한 숟가락 대용으로도 사용할 수 있어 식사 속도를 빠르게 만드는 경향이 있다. 그러나 일반적으로 우리가 포만감을 느끼는 것은 식사 후 약 20~30분이다. 다시 말해 음식을 15분 전에 끝내면 자신이 얼마나 먹는지도 모르고 허겁지겁 먹게 된다. 이때 포크 대신 숟가락과 젓가락을 번갈아 사용하면 식사 속도를 늦출 수 있다.

3. 간식을 현명하게 먹는다

평소 먹던 음식량을 단기간에 줄이면 지나친 허기를 느껴 폭식을 하게 된다. 이때 식사와 식사 사이가 가장 긴 점심과 저녁 사이에 간식을 먹되 칼로리와 염분이 높은 과자류를 제외하고 수분이 많은 과일이나 계절 식품을 먹도록 한다.

4. 미지근한 물을 자주 마신다

물은 우리 몸의 노폐물을 씻어주는 절대적인 필수 요소다. 게다가 우리 몸의 대부분은 수분으로 구성되어 있는 만큼 미지근한 물을 자주 마시면 건강에 도움이 된다. 일반적으로 어른은 하루 체중의 2~4%의 물을 필요로 하며, 아이들의 경우는 체중의 10~15%의 수분을 공급해줄 필요가 있다. 아이들은 한창 성장기라 세포 확장에 많은 물이 필요하기 때문이다. 물은 아침에 일어나자마자 1잔을 먹고 매끼마다 30분 전에 1잔, 식후 2시간 이내에 또 한 잔을 반드시 먹도록 한다. 또한 물은 공복을 막아주어 과식을 예방하는 데도 도움이 된다.

5. 잠을 잘 잔다

언젠가부터 우리는 바쁜 생활을 하면서 잠자는 것을 소홀히 여기게 되었다. 그 시간에 일을 하거나 먹거나, 놀고 마신다. 그러나 우리 몸은 몇천 년 전부터 밤이 되면 자고 아침에 일어나서 활동하는 시스템으로 길들여져 왔다. 불야성시가 계속되는 도시 생활은 어떤 면에서 그런 우리 몸의 자연을 거부하는 행동인 셈이다.

또한 밤은 낮 동안 분주하게 움직여 많은 노폐물이 쌓인 우리 몸을 정상으로 돌려놓는 시간이다. 따라서 살을 빼고자 할 때는 몸의 피로를 푸는 밤 시간에 신경을 써야 한다. 노폐물이 잘 배출되면 신진대사가 좋아져 기초대사량도 높아지고 그로 인한 에너지 소모가 많아 체중 감량에 큰 도움이 되기 때문이다. 특히 새벽 4시 이전에는 모든 음식이 다 소화되고 노폐물 배출 활동이 활발하게 이루어질 수 있도록, 야식은 절대 금해야 한다.

그리고 인간의 뇌에는 내장기관을 조절하는 자율 신경 중에 교감 신경과 부교감 신경이 작용을 하는데 교감신경은 낮에 몸을 움직일 때 필요한 에너지를 공급하는 역할을 하고, 부교감신경은 몸의 피로를 풀어주어 낮에 사용한 에너지를 보충 시켜주고 다음날 쓸 에너지를 축적시키는 작용을 한다.

그러므로 같은 음식, 같은 양이라도 낮에 먹는 것 보다 밤에 먹는 것이 지방을 더 많이 축척시킨다. 이에 정상적인 수면을 위해서는 밤 시간엔 음식 섭취를 피한다.

6, 비타민, 미네랄을 충분히 섭취해야 한다

신체의 필수 영양성분은 골격이나 치아 근육 혈액 세포의 활동을 통해 신체내의 여러 가지 반응에 촉매기능을 하고 신진대사기능을 촉진하는 중요한 역할을 한다.

우리 몸에 중요한 3대 영양소는 에너지를 생산하는 역할을 하지만 생산한 에너지를 태워내는 그 기능을 비타민, 미네랄이 담당 한다.

이 같은 기본적인 수칙만 지켜도 우리의 식습관에는 조금씩 변화가 일게 된다. 시도해본 사람들은 잘 알겠지만 식습관은 절대로 단기간 내에 바꿀 수 없다. 그런 만큼 지금 당장 시도해볼 수 있는 가장 간단한 것부터 하나씩 지속적으로 실행해 성취감을 느끼고, 그 성취감을 바탕으로 다른 도전을 해보는 것이 중요하다.

칼로리를 계산하지 말라

최근 들어 칼로리 표는 어디서나 쉽게 구할 수 있는 것이 되었다. 비만 클리닉은 물론 학교의 교과서에도, 심지어 일반 가정의 냉장고에도 예쁘게 꾸며진 칼로리 표들이 붙어 있다. 이 칼로리 표들은 잘 정리되어 있어 꼭 그대로 칼로리를 계산해서만 먹으면 살이 찌지 않을 것만 같은 기분을 준다. 또한 많은 다이어트 프로그램들도 식단을 주면서 그 옆에 각각의 음식의 칼로리들을 계산해서 보여준다.

그러나 칼로리 표가 이처럼 일반적으로 보급되고도 여전히 사람들이 살찌는 이유는 무엇일까?

단도직입적으로 이야기하면 칼로리 계산은 적절한 효과를 보기 힘든 행동이다. 칼로리를 일일이 계산하기 시작하면 어떤 음식을 먹어도 그 음식에 대해 지나치게 고민하게 되고, 때로는 자신이 무슨 음식을 어떻게 먹었는지도 잘 기억하지 못한 채 칼로리만 기억하는 경우도 있다. 아예 음식이 숫자로 환원되어 버리는 것이다.

또한 이것이 심해지면 영양 불균형이라는 복병을 만나게 된다. 이를테면 엄청난 칼로리를 가진 인스턴트 음식을 먹은 뒤, 칼로리를 맞춘다고 또다시 아무 영양가 없는 저칼로리 음식을 골라 먹는 경우까지 생겨난다. 즉 저칼로리의 가면을 뒤집어 쓴 영양가 없는 음식을 먹을 때, 우리 몸은 칼로리를 맞췄을지는 모르나, 영양 면에서는 지독한 불균형 상태가 된다.

예를 들어 500kcal 정도의 샐러드와 500kcal의 피자가 있다고 치자. 같은 것을 먹어도 이 중에 어느 것이 더 살이 찔까?

바로 칼로리가 낮은 피자다. 같은 칼로리를 먹어도 피자는 농도 높은 지방과 단백질 등 노폐물을 만들어내는 요소들이 많아 쉽게 배출되는 음식으로서, 식이섬유가 많은 샐러드보다 훨씬 살이 찐다.

즉 우리가 꼼꼼히 살펴보는 칼로리 표는 그저 음식에 들어 있는 칼로리량을 표시했을 뿐, 그것을 얼마나 천천히 먹는가, 어떻게 조리되어 있는가, 많이 씹는가 적게 씹는가 등의 부수적인 요소들, 즉 비만에 직접적으로 영향을 미치는 다른 요소들은 말해주지 않는다.

예를 들어 같은 칼로리라 해도 위의 샐러드와 피자의 차이처럼 그 조리 형태나 성분, 식습관 등이 차이가 나면 흡수되는 칼로리도 달라진다. 또한 우리가 일반적으로 말하는 평균 칼로리도 절대적인 기준이라고 말하기 어렵다. 개인차와 운동량, 두뇌 활동량, 몸 상태 등에 따라 같은 음식도 흡수와 소비가 달라지기 때문이다.

다시 말해 칼로리는 살찌는 데 영향을 미치긴 하나, 반드시 칼로리 높은 음식만이 비만의 원인은 아니다. 예를 들어 칼로리는 숫자로 환원되기 때문에 알기 쉬운 반면, 다른 비만의 원인인 스트레스, 호르몬 균형, 피로감,

수분 부족 등은 그 정도를 파악하기가 어렵고, 따라서 칼로리만 맞추면 된다는 식의 생각으로는 이런 부수적인 비만 원인을 쉽게 놓쳐 버리게 된다.

특히 이 중에 스트레스는 일시적으로 '폭식'을 하게 만드는 원인으로써 스스로 통제하기가 매우 어렵다. 그런 상태에서 칼로리만을 따지면 더 스트레스가 가중되어 결과적으로 위험한 방법인 셈이다.

그렇다면 또 하나의 문제가 있다. 과연 우리가 넘치게 섭취한 칼로리는 정말로 모두 살로 가는 걸까?

이에 대해 많은 연구자들은 그렇지 않다고 답한다. 하루에 넘치는 칼로리를 섭취했을 때 우리 몸은 여러 방법을 통해 남아도는 칼로리를 연소시킨다고 한다. 많이 먹고 난 뒤에 무리하게 운동을 해서 이를 상쇄하려고 하지만 굳이 무리한 운동이 아니라도 몸이 알아서 어느 정도의 칼로리는 배변을 통해 배출한다는 것이다.

그럼에도 무리한 운동을 반복할 경우, 오히려 이 운동이 체내에 노폐물과 피로를 쌓아 몸의 리듬을 망가뜨린다. 즉 피로가 쌓이면 그 피로를 풀기 위해 또 다른 음식을 요구하고, 그렇게 체질 자체가 망가져 건강을 해치게 되는 것이다.

그런가 하면 칼로리는 피로 회복, 식사의 질 등 중요한 비만 예방 요소들을 차후 순위로 밀어내 변비나 만성피로가 겹칠 수도 있다. 우리가 군살이라고 부르는 것도 알고 보면 칼로리가 아닌 체내 리듬의 부조화 때문에 생긴다. 몸 안에 쌓인 노폐물이 제대로 빠지지 못할 경우 몸이 붓거나 특정한 부위에 보기 싫게 군살이 쌓이는데, 이를 운동으로 빼 보겠다고 몸을 혹사시키는 것은 어리석은 행동이다. 그보다는 피로를 회복하는 것이 먼저다.

물론 우리 몸의 칼로리를 잘 조절하고 적정한 에너지를 섭취하는 것은 잘못이 아니다. 다만 다이어트는 어떤 면에서 커다란 배를 움직이는 것과 같다는 점을 기억해야 한다.

주변의 날씨와 파도의 높이, 배의 상태에 따라 움직임도 달라야 하고, 커다란 선체를 끌기 위한 엔진이며 프로펠러, 돛 등을 잘 살펴야 한다. 즉 다이어트를 하려면 다소 한 걸음 떨어져 전체를 바라볼 수 있는 안목이 필요하다.

다이어트는 조급하지 않고 빡빡하지 않은 것이 최고라고 말하면 비웃는 이들도 있을 것이다. 그런 이들은 다이어트는 일종의 전투처럼 해치워야 할 장애물과 같다고 말한다.

또한 거기에는 강력한 의지가 필요하며, 의지 없이 도전하는 것은 어불성설이라고 말한다.

물론 살을 빼고 싶다는 의지가 크면 살을 빼는 데 큰 도움이 된다. 그러나 강한 의지라는 것이 곧 조급함이나 완벽주의를 의미하는 것은 아니다. 게다가 조급한 일정, 완벽하게 룰을 지키려는 노력이 오히려 강한 의지를 더 이상 지속시킬 수 없도록 만드는 때도 있다.

칼로리 표를 보조적인 도구로 쓰는 것은 말리지 않겠다. 그러나 이것이 하나의 강박처럼 목을 죄고 있다면 지금 당장 방과 수첩에 붙은 칼로리

표를 떼어 버려라.

우리가 먼저 통제해야 할 것은 칼로리가 아니라 음식을 먹고 싶다는 충동적인 욕구, 그 욕구가 어디서 비롯됐는지를 알아 그것을 절제하는 것이며, 이것이 선행되어야 칼로리 표도 의미가 있다.

다음 장에서는 칼로리 표보다 먼저 살펴봐야 할 우리 식욕에 대한 이야기를 할 것이다. 칼로리 표를 매번 따랐는데도 살이 빠지지 않고 오히려 활력을 잃고 있다면 다음 장을 잘 살펴보도록 하자.

식욕을 지배하는 5가지 방법

한때 "잘 먹고 잘 살자."라는 슬로건이 유행인 적이 있었다. 해로운 것 대신 좋은 것만 골라먹자는 이야기다. 물론 가난했던 시절 잘 먹지 못해 영양 결핍으로 빈혈을 앓고 면역력이 떨어져 병에 걸리고 쉽게 낫지 않았던 지난날을 생각하면 이 슬로건은 당연하게 여겨진다. 실제로 그때는 많은 병들이 잘만 먹으면 치료되는 영양 결핍형 병이었다.

그러나 지금 이 슬로건은 별로 유효하지 않다.

최근 나타나는 병들은 대개 영양 과잉에서 비롯된 성인병들이며, 몸에 좋다는 음식들을 지나치게 먹어댄 결과이기 때문이다.

뿐만이 아니다. 적은 양으로도 고칼로리를 섭취하게 되는 스낵과 패스트푸드, 나아가 술자리 회식 등은 우리의 몸을 점점 더 영양 과잉 상태로 만들고 그 결과 비만 인구도 끝없이 증가하고 있다.

즉 이제 "잘 먹고 잘 살자."는 슬로건은 "적게 먹어서 더 잘 살자."로 바꾸어야 한다.

물론 인간에게 식욕은 없어서는 안 될 중요한 본능이다. 그러나 많이 먹는 것이 하나의 문화가 되어버린 세상에서는 식욕조절이 우리의 체중 문제에 큰 관건이 될 것이며, 덜 먹으면 더 행복해질 수 있다.

다음은 맛있는 음식을 많이 먹는 일에 길들여진 우리 입맛을 균형 잡힌 식단으로 이끄는 5가지 방법을 소개한 것이다.

1. 한식은 건강을 지키는 최고의 음식이다

최근 들어 우리 식탁은 이국적인 음식들로 넘쳐난다. 외식을 한번 하러 가도 일식, 이태리식, 미국식, 독일식, 인도식, 태국식 식당 등등 수많은 외국 스타일의 식당들 중에 무엇을 골라야 할지 고민해야 한다.

뿐만이 아니다. 길거리에는 수많은 분식집과 패스트푸드점이 있고 텔레비전 프로그램은 수많은 맛집들을 근사한 풍경과 함께 소개한다.

언젠가는 꼭 한번 가서 먹어보고 싶다는 생각이 자연스럽게 들 정도다. 그러다 보니 외식을 해도 한식을 찾기보다는 이국적인 음식이 인기를 누리고 있다.

우리 가정의 식탁도 이 같은 시대적 흐름에서 벗어날 수 없다. 아침을 간단히 토스트와 우유, 시리얼로 해결하고 있는 가정들이 부쩍 늘고, 저녁 식사에도 여러 나라의 요리가 오른다. 꼬박꼬박 한식 식단을 챙겨먹는 가정이 점점 줄고 있는 것이다.

그러나 최근 밝혀진 연구들에 따르면, 한식은 세계 어느 나라보다도 우수한 식단이다.

동물성 식품은 다른 나라보다 절반 정도 적고, 몸에 필요한 불포화지방산은 풍부하다. 이는 우리나라의 육류 소비량이 다른 나라의 3분의 1에 불과하고, 콩류와 야채류, 마늘과 양파 같은 몸에 좋은 향신료 비율이 높기 때문이다.

한국의 식단은 기본적으로 밥과 김치, 국이 나오고 여기에 여러 반찬들이 곁들여진다. 즉 다양하고 주요 영양소가 골고루 포함될 수밖에 없는 구조다.

다만 혈당지수가 높은 쌀밥, 염분이 높은 염장식품, 뜨거운 국물, 태운 음식 등은 문제되고, 과일과 우유, 수분, 칼슘과 철분이 부족한 면이 있으므로, 쌀밥은 현미와 잡곡밥으로 바꾸고 반찬은 염분 높은 음식을 줄이고 부족한 영양소만 채워 주면 그야말로 최고 수준의 건강식이라고 할 수 있다. 다만 반찬 수가 몇 십 가지나 나오는 한정식 같은 식단은 칼로리 과다를 유발할 수 있으므로 피하는 것이 좋다.

2. 잘 자고 덜 먹자

우리는 하루에 세 끼를 먹는다. 그러나 요즘 많은 사람들이 세 끼 이상 꼭 먹는 것이 있다. 바로 야식이다.

일하는 시간이 늘고 밤에 활동하는 경우가 많아지면서 출출한 시간에 야식을 즐기는 이들이 많아진 것이다.

이렇게 먹는 야식은 낮 동안 먹은 에너지들이 소모되자마자 또 다른 에너지를 공급해 우리 몸은 과부하 상태가 된다.

특히 낮 시간이 에너지를 활발히 섭취하는 시간대라면 저녁 8시부터 다음날 새벽 12시까지는 몸 안의 에너지를 흡수하고 그 찌꺼기들을 배출하는 시간이다.

인체의 소화흡수배출 주기

오전 12시 - 저녁 8시 : 먹고 소화하는 섭취 활동이 이루어진다.

저녁 8시 - 새벽 4시 : 소화한 에너지를 흡수하는 활동이 이루어진다.

새벽 4시 - 오전 12시 : 체내의 노폐물을 방출하는 활동이 이루어진다.

그런데 이 시간에 또다시 음식이 들어오면 그것을 소화시키고 배출하는 일을 동시에 하게 되어 우리 몸은 혼란 상태에 빠진다.

특히 야식들은 대개 기름지고 칼로리가 높아 비만을 부추기는 역할을 하는데, 소화가 힘들 뿐만 아니라 위에서 빠져나가는 시간이 3시간이라는 점에서 잠든 이후에도 위 안에 남아 있을 가능성이 높다.

예를 들어 밤늦게 야식을 먹고 자면 다음날 아침 속이 더부룩하고 멍한 기분을 느끼게 된다. 이는 우리 몸의 노폐물 방출이 원활하게 이루어지지 않고, 몸에 무리가 갔다는 증거다.

또한 이런 찌뿌등한 아침이면 늦잠을 자거나 입맛을 잃어 아침식사를 거르게 된다. 그러면 점심 때에는 허기가 심해져 아침과 점심 몫까지 폭식을 하게 된다. 또한 그렇게 배가 부르니 저녁에는 입맛이 없어 깨작대다가, 또다시 밤 무렵이 되면 출출함을 느껴 야식을 반복하게 된다.

즉 밤늦은 야식에 한번 습관을 들이면 몸의 사이클을 바꾸지 않는 한 계속해서 야식을 먹고 아침을 거르는 악순환에 빠져들 가능성이 높다.

그리고 넘치는 야식을 먹고 싶지 않다면 방법은 하나다. 일찍 일어나고 일찍 잠드는 것이다.

이는 깊은 숙면을 통해 우리 몸의 생체 리듬을 건강하게 만들어줄 뿐 아니라, 덜 먹고 덜 피로해지는 가장 좋은 방법이다.

3. 입맛을 싱겁게 바꿔라

짜고 달고 자극적인 음식을 먹던 사람에게 담백한 음식을 주면 곧바로 "맛이 없다."는 반응이 나온다. 이는 입맛이 많은 염분과 지방, 설탕 등에 길들여졌다는 뜻이다.

이를테면 우리 한식은 대체적으로 우수하지만 한 가지 단점이 있다. 바로 국물을 통한 소금과 지방 섭취량이 많다는 점이다.

우리가 먹는 국물은 대개 소금이나 간장으로 밑간을 하며 많은 염분을 함유하고 있어 대략 그 염분 농도가 1.2% 이상이라고 한다.

그럼에도 그다지 짜게 느껴지지 않는데, 이는 다른 고소하거나 매운 맛과 섞여 있고 뜨겁기 때문이다.

다들 뜨거울 때는 짠 것을 못 느꼈던 음식이 식으면서 짠 느낌이 강하게 드는 경험을 해봤을 것이다.

특히 푹 고은 곰탕이나 찌개 등은 지방 함량이 높아 고소한 맛이 강해 짠 맛을 느낄 수 없는데, 이 고소한 국물은 지방 맛이 강해 소금 맛을 덮기 때문이다. 게다가 이런 국물은 그 열량도 밥 한 공기를 훌쩍 넘어선다.

즉 국물 음식은 대부분 소금과 지방량이 많아 싱거워도 많이 마시면 지방과 염분 섭취량이 적정치를 넘어서게 된다.

따라서 되도록 건더기만 건져 먹고, 탕이나 찌개보다는 담백한 국 위주의 식사를 하는 것이 좋다.

또한 우리가 흔히 먹는 장아찌나 젓갈도 마찬가지다. 이전에 우리가 음식을 짜게 먹었던 것은 냉장고가 없어 음식 보관이 힘들고 밥 위주의 식사를 했기 때문이다.

그러나 간편한 냉장고가 있는 이상 굳이 짠 음식을 먹어야 할 이유는 사라졌다. 또한 짜지 않아도 맛있는 반찬들이 있어 굳이 젓갈 등을 먹어야 할 필요가 없다.

따라서 되도록이면 염장 음식을 피하고, 젓갈류를 좋아한다면 덜 짜게 절여진 것들을 소량만 먹도록 한다. 또한 자극적인 맛을 내는 음료수는 물로 대체하도록 한다.

4. 기간을 정해 다이어트 일기를 쓴다

일기를 쓰는 것은 그날 하루의 자신을 돌아보고 반성하며, 나날이 더 나아지기 위한 시간이다. 그리고 한참 뒤 돌아봤을 때, '아, 내가 이때 이런 생각을 했구나.' 돌이켜보고 무엇이 문제였는지 깨닫고 인격적으로 더 성장할 수 있는 기회를 마련해 준다.

이는 다이어트에서도 마찬가지다. 꾸준히 식단 일기를 쓰면 처음에는 그 효과를 몰라도, 차츰차츰 데이터가 쌓일수록 자신이 어떤 식습관을 가지고 있고, 앞으로 어떤 식으로 이를 조정할지를 한눈에 볼 수 있게 된다.

실제로 다이어트 전문가들은 하나 같이 다이어트 일기를 권한다. 그 식단 일기는 그 환자가 앞으로 어떻게 변화해야 할지를 보여주는 방향표 역할을 하기 때문이다.

다이어트 일기는 하루도 빠짐없이 쓰기만 하면 형식은 어렵지 않다. 처음에는 그저 용돈 지출 기입장에 그날 쓴 돈을 적듯이, 그날 먹은 음식과 음식을 먹은 시간과 장소 등을 매일 적으면 된다. 그리고 이처럼 객관적으로 데이터를 남겨 훑어보면 자신이 어떤 장소에서 어떤 상황일 때 무엇을 먹고, 그 중에 어떤 점을 고쳐야 할지가 선명하게 드러나게 되고, 다시 한 번 스스로 다짐을 하는 좋은 기회가 된다.

또한 처음에는 음식과 시간과 장소 등만 적다가 익숙해지면 그것을 먹을 때의 감정, 운동량, 스트레스의 유무도 함께 적으면 보다 효과적인 활용이 가능해진다.

만일 오랫동안 지속하는 게 어렵게 느껴진다면 2주일, 한 달처럼 기한을 정해서 시작하면 훨씬 수월하게 할 수 있다.

5. 같은 시간, 같은 장소에서 먹는 습관을 들여라

뚱뚱한 사람들은 대개 장소 면에서도 무질서한 식습관을 가지고 있다. 예를 들어 음식을 해서 텔레비전 앞에 놓고 먹는다던지, 바깥에서도 식욕이 느껴지면 곧바로 그 자리에서 무언가를 사 먹는다.

다이어트는 어떤 면에서는 자신만의 규칙을 정하고 그것을 지켜나가면서 탄력이 붙고 힘이 생긴다. 그것이 작은 규칙이든 큰 규칙이던 과도한 압박만 아니라면, 그것을 지킴으로써 성취감을 얻을 수 있다. 그 규칙 중에서도 가장 중요시 여겨야 할 규칙이 바로 '정해진 시간에 정해진 장소에서 먹기' 다.

일단 먹는 장소를 정할 때는 집안을 둘러보고, 내가 평소 많이 시간을 보내는 곳은 제외시킨다.

이를테면 자주 일하는 책상이나 편히 쉬는 소파 같은 곳은 좋지 않고, 단정하고 조용하면서도 편안하게 식사할 수 있는 공간을 찾아야 한다. 아마 대부분의 집은 거실의 식탁이 적합할 것이다.

일단 이렇게 장소를 먼저 정하고 나면 시간을 정해야 한다. 그러나 시도 때도 없이 먹던 습관이 오래 붙었다면 일단 장소부터 정하고 그것부터 지키자.

즉 일을 하거나 무엇을 하다가 배가 고파지면 그 자리에서 먹지 말고 반드시 자리에서 일어나 정해진 장소로 가서 먹는 것이다. 그러다가 장소에 안정성이 생기면 이제 시간까지도 정해 보자.

이 같은 장소와 시간의 암시 효과는 생각보다 강하다. 이것이 일단 습관이 되면 아무 때 아무 곳에서나 마구 집어 먹던 이전의 식습관이 얼마나 무질서한 것이었는지를 깨닫게 된다. 또한 장기적으로 이를 시행하면 충동적으로 음식을 먹는 습관이 교정될 수 있다.

불편하다는 것은 나아지고 있다는 증거다

처음 식탁 개선을 시작하면 최소 한두 달은 계속해서 긴장 상태에 놓이게 되고, 짜증이 유발될 수 있다. 평소 먹던 것을 먹으려는 습관과 맛있는 것을 찾으려는 혀의 욕구는 생각보다 강하기 때문이다.

그러나 어느 정도 짜증이 나기 시작하는 것은 오히려 좋은 신호다. 그것은 지금 현재 내 몸이 나아지고 있다는 증거이며, 자신이 무언가 변화된 패턴 속에 놓였음을 자각하고 있다는 신호인 것이다.

이때는 일종의 폭발할 것 같은 순간이 오지 않도록 잘 다독이는 것이 중요하며, 너무 스트레스가 쌓인다 싶으면 자신의 규칙을 다시 한 번 체크해 지나치게 무리한 것들은 천천히 조정해 나갈 필요가 있다. 또한 겉으로는 짜증이라 느껴지는 불편한 기분들에 귀를 기울이고 무엇이 어떻게 달라지고 있는지, 자신의 몸에 집중해 볼 필요가 있다.

쉽게 말해 우리 몸은 거짓말을 하지 않는다. 우리 몸은 이상이 생기면 그것을 외부로 드러내는 수많은 신호 체계를 가지고 있다. 그것을 보고 듣지 못하는 것은 전적으로 그 자신의 책임이다.

최근 우리는 몸 외적인 면에 너무 많은 신경을 쓰다 보니 정작 우리 몸 내부의 소리를 듣지 못하게 되었다. 그러다 보니 우리가 몸을 위한다고 하는 행동들이, 사실은 몸을 더 괴롭히는 일이 될 때가 있다.

예를 들어 우리는 스스로 배가 고프다고 생각해 무언가를 먹는다. 그러나 우리가 배고픔이라고 느끼는 것이 사실은 갈증일 수도 있다는 연구 결과가 있다.

몸은 갈증을 느끼는데 우리는 그것을 배고픔이라 착각해 음식을 먹는다는 것이다. 이는 우리가 몸의 신호에 민감하게 반응하는 법을 잊어버렸다는 점을 잘 보여준다.

그런가 하면 우리 몸은 먹는 것에 대해 불평하는 바 없이 그저 자신이 필요한 것을 자연스럽게 원한다. 우리가 할 일은 그것을 채워주고, 그 다음 말을 기다리는 것이다.

예를 들어 어느 날은 고기가 먹고 싶어서 그것을 먹는다. 하지만 그 다음날도, 또 그 다음날도 그것을 먹으면 그때는 몸이 거부하면서 소화불량, 피로감, 기타 등등의 신호들이 나타난다. 그렇다면 그 시점에서 자연스럽게 고기 먹기를 멈추게 된다.

지금부터라도 혀보다는 몸의 반응에 귀를 기울이자. 몸은 혀와는 달라 맛있는 것을 찾으라고 속삭이지 않는다. 그래서 살이 찌지 않는 이들은 어느 날은 살찌는 음식을 잔뜩 먹고도 별로 자책하지 않는다.

몸이 그 이상을 원하지 않으면 몇 달이고 그 음식에 손대지 않게 된다는 것을 잘 알기 때문이다.

이처럼 몸의 신호를 잘 듣고, 우리 몸이 음식에 대해 말하는 것을 잘 들으면 무리한 식습관과 생활을 교정하고, 이를 자연스러운 생활의 일부로 만들 수 있다.

예로부터 좋은 약은 명현 현상이 일어난다고 한다. 평소 아프지 않던 곳이 아프고 심하면 고열에 시달리기도 한다. 다이어트도 비슷한 면에서 명현 현상을 겪는다.

지금껏 고수해왔던 무절제한 식생활을 고쳐 나가는데 어떤 고통도 없으리라고 생각하면 그것이 잘못이다. 분명히 몸이 불편할 것이며 고통스러운 순간도 있을 것이다. 마치 담배를 끊는 사람들이 니코틴 중독 때문에 불안에 시달리는 것과 비슷할지도 모른다.

그러나 그럴 때일수록 자세히 내 몸이 어떻게 변하고 있는지, 더 좋아진 점은 없는지 좀 더 몸에 관심을 가지고 귀를 기울여야 한다. 일정한 시간이 지나 불편함이 사라지고 나면, 그간 참았던 불편함이 결국 몸이 치유되는 과정이었다는 점을 깨닫게 될 것이다.

더 이상
실패하지 않는
다이어트 방법

친환경 다이어트를 활용하라

비만의 가장 큰 원인으로는 식습관과 생활 습관이 지목되고 있지만, 환경적 요인 또한 무시할 수 없다.

특히 최근 들어서는 아무리 운동을 하고 식이요법을 해도 살을 뺄 수 없는 한 가지 원인으로 독성 화학물질에 대한 경고가 지속적으로 제기되고 있기 때문이다.

지금 전 세계는 환경오염으로 몸살을 앓고 있다. 우리가 사용하고 있는 수많은 화학 물질들이 뿜어내는 독성은 물론, 대기의 오염, 수질 오염, 토양 오염, 과다한 살충제 살포 등 다양한 문제들이 한계에 달한 상황이다.

최근에 심각한 문제로 대두된 먹거리의 오염도 이 같은 상황에서 자연스럽게 도출될 수밖에 없는 비극적 결과다.

그러나 나날이 환경오염 문제가 국가적 이슈로 부상하는 외중에도 우리는 화학 성분의 물질 사용을 멈추지 못하고 있다.

예를 들어 우리가 늘 사용하는 화장품과 생활 용품을 보자. 이 중에 화학 물질이 포함되지 않은 것들은 거의 찾아볼 수 없을 정도다.

그런가 하면 먹거리마저도 여러 화학 비료나 살충제에 오염된 토양에서 자라나고, 가공되는 과정에서 수많은 화학 물질들이 첨가된다. 상황이 이렇다 보니 우리는 결국 화학 물질에 둘러싸여 하루하루를 살아가는 신세가 되었다.

새롭게 대두된 친환경 다이어트는 바로 이 같은 화학 물질의 사용과 섭취를 최대한 줄이는 것에서 시작된다.

비만이라는 것이 단순히 많이 먹어서 생기는 문제인 동시에 독성 화학 물질에 대한 노출이 증가하면서 생겨난 수많은 질병들 중에 하나라는 것이다.

많은 연구 결과들에 따르면, 독성 화학 물질은 여러 경로를 통해 우리 몸에 흡수되고 일단 체내에 흡수되면 차곡차곡 쌓여 당뇨, 암, 호르몬 이상, 정신 장애, 불안, 소화 장애, 학습 장애, 심장 질환 등을 일으킨다.

실제로 위의 질병들은 최근 각 국가들에서 급증세를 보이고 있는데, 그 하나의 뚜렷한 원인인 독성 물질의 체내 유입 때문이며, 이 같은 독성 물질은 비만에도 영향을 미친다.

화학 물질을 사용해 살을 찌우는 화학 사료를 보자. 많은 전 세계의 가축 대량 축산업자들은 소나 돼지의 체중을 불려 더 많은 돈을 받기 위해 사료에 화학 물질을 사용해 왔다. 그리고 그 결과 사용되는 사료량을 40%나 줄일 수 있었다.

이 화학 물질들은 가축이 더 크게 자라도록 신진대사를 변형시키는데, 이 사료를 먹은 가축들은 그렇지 않은 가축들보다 체중이 훨씬 불어나게 된다. 실로 축산업자로서는 큰 경제적 이득을 볼 수밖에 없다.

그렇다면 이 가축들의 고기가 시장에 나온 뒤로는 어떻게 될까?

우리는 마트와 정육점에서 바로 이 고기들을 사서 먹으면서 가축들의 근육과 지방 조직 속속들이 축적된 이 화학 물질까지도 함께 섭취한다.

그리고 이처럼 가축들을 살찌운 화학 물질들은 우리 몸의 신진대사율을 떨어뜨리는 동시에, 식욕과 체중을 조절하는 시스템을 망가뜨려 더 많은 음식을 먹게 만들고, 지방으로 축적된 에너지 소비를 막아 살이 찌게 만든다.

그런가 하면 심지어 우리가 먹는 음식들에는 농약 잔류물로 분류되는 다양한 합성 물질들이 존재하며, 매일 같이 사용하는 화장품도 독성 화학 물질을 함유하고 있다.

미국의 통계에 의하면 화학 물질 생산량과 비만 인구 증가율은 거의 동일한 급증세를 보여 왔다. 아직까지 화학 물질이 비만을 일으킨다는 정확한 연구 수치가 나온 것은 아니지만, 가축 사료의 화학 물질과 비만 증가율이 겹친다는 사실은, 비만과 화학 물질이 깊은 연관성을 가진다는 점을 보여준다.

그렇다면 친환경 다이어트의 요지는 무엇일까? 바로 화학 제품의 사용을 제한하고, 가급적 유기농 제품을 선호하는 것이다.

다이어트 식단을 짤 때 우리는 칼로리와 품목 위주로 음식을 선택한다. 그러나 잔류 농약이나 성장 촉진제 등 화학적 성분을 다량 투입해서 키운 농작물의 경우, 식품 본연의 칼로리와는 별도로 '화학적 칼로리' 를 가진다. 이 화학 물질들은 체내에 흡수되어 신진대사율을 낮추는 주범인 만큼 따라서 단순히 품목과 칼로리 위주의 식단을 짜서는 그 효과를 극대화시키는 것이 불가능하다.

실제로 유기농 제품들은 훨씬 깊은 맛이 나서 따로 조미료를 많이 첨가해야 할 필요도 없을뿐더러 영양 면에서도 일반 농작물보다 훨씬 뛰어나다. 영양학자인 앤 마리 메이어는 오랜 연구를 진행한 결과, 지금의 과일과 채소가 40년 전과 비교했을 때 그 영양적 측면이 훨씬 감소했다는 사실을 밝혀냈다.

대량 농법이 시행되면서 다량 살포된 농약과 인공 비료가 토양 속의 필수 미네랄을 파괴시켜 버렸기 때문이라고 한다.

이 필수 미네랄은 요오드, 칼슘, 칼륨, 마그네슘, 철분 등 우리 몸에 반드시 필요하고, 동시에 체중 조절에 영향을 미치는 필수 영양소인데, 이제 대량 재배 농작물에서는 이 성분들을 충족시키는 것이 어렵게 되었다. 반면 천연 비료를 사용한 유기농 식품의 경우 미네랄 함유량이 높고 생명력도 강한 것으로 나타났으며, 단백질 등 체중 조절 요소들이 훨씬 풍부했다.

물론 유기농 제품을 먹는 것이 건강에도, 다이어트에도 도움이 된다는 점은 분명하다. 그러나 모두가 유기농 제품을 매일 같이 먹는다는 것은 사실상 어려운 일이다.

유기농 제품은 일반 재배 작물보다 가격이 20% 이상 비쌀 뿐 아니라 특정한 판매처에서 구매해야 하며, 그 종류도 일반 작물보다 협소하다. 또한 외식 한번 하려 해도 유기농 제품으로 음식을 만드는 집을 찾기가 쉽지 않다.

그러나 최근 들어 많은 웹 사이트나 조합 등지에서 유기농 제품을 집까지 배달해주는 시스템을 구축하고 있고 그 추세도 점점 늘어나고 있어 예전보다 유기농 제품을 쉽게 구입할 수 있게 되었다. 물론 이조차도 어려울 때는 어쩔 수 없이 마트에서 일반 재배 작물을 사 먹어야 하지만, 좀 더 깨끗이 씻어 먹고 올바른 조리법을 사용해 화학적 칼로리를 낮추고 영양 가치를 높이면 지금보다 나은 식생활이 가능하다. 또한 화학 칼로리가 높은 제품의 위험성을 인지하게 된 이상, 불필요한 화학 첨가물이나 첨가물이 다량 든 음식을 경계하는 것 또한 잊지 말아야 할 것이다.

물도 안전하지 않다

최근 수돗물에서 무려 350가지의 합성 화학 물질이 검출되었다는 사실이 밝혀졌다. 지난 100년간 우리 수자원은 산업과 농업, 환경오염 물질들로 인해 그 질이 급격히 낮아졌다. 수분은 우리 몸의 70% 이상을 이루는 중요한 물질인 만큼, 이 물을 잘 먹는 것 또한 다이어트와 건강에 있어 필수적인 요건이다. 그러나 우리는 다른 음식들에 비해 물에 대해서는 관심이 적은 편이다. 그러나 우리는 단지 마시는 것뿐만 아니라 여러 경로를 통해 물과 접촉하고 가까이 살아간다. 다음은 오염된 물이 가지는 위험성과 그 해결 방법을 제시한 것이니 꼭 짚고 넘어가도록 하자.

문제 제기 - 다양한 수질 오염 과정

토양에 화학 물질을 사용하게 되면 지하수와 강, 바다도 동시에 오염된다. 우리가 먹는 물의 많은 부분이 지면 아래에 자리 잡은 지하수에서 나오는데, 땅 겉 표면이 오염되면 이 지하수도 오염되는 것이다. 또한 비와 바람은 지표면의 오염 물질들을 강과 바다로 실어 보내 역시 오염시키고 만다. 만일 농작물을 재배할 때 화학 비료나 살충제를 쓰게 되면 그것이 흘러흘러 몇 년 뒤에는 우리 몸 속에 흘러들게 된다.

그런가 하면 거의 포화상태에 이른 산업과 공업 또한 물을 오염시키는 최대의 요인이다. 최근 들어 폐수를 독성 처리 없이 방출하는 기업들의 사례가 매스컴에 폭로되기도 했듯이 많은 산업 폐기물들이 부실한 관리로 인해 여과 없이 강으로 흘러든다. 또한 우리가 사용하는 생활하수 또한 강력한 독성 물질을 가지고 하수도로 흘러든다. 만일 이런 독성 물질이 상수도로 흘러들 경우 그 피해는 막대할 것이다.

또한 물을 정화하기 위해 의도적으로 첨가되는 염소와 알루미늄 등도 결과적으로 수자원을 오염시키는 원인이 되고 있다. 이 물질들은 체중 조절 시스템에 영향을 미칠 뿐 아니라 알츠하이

머와도 관계된다는 결과가 나와 있다.

해결책 - 깨끗한 물을 얻으려면 일상적인 주의가 필요하다

우리는 수도관에서 나오는 물이라면 어느 정도 깨끗할 것이라고 생각해 안심하고 먹는다. 그러나 이 물들은 앞선 과정을 거쳐 나온 물이고 따라서 잔류하는 화학 물질들이 남아 있는 상태다. 깨끗한 물을 얻으려면 몇 가지 주의가 필요하다.

1. 정수기를 활용하라

첫째는 바로 정수기의 사용이다. 최근 많은 정수기들이 시중에 나와 있지만 정수기의 첫째 요건은 바로 압과 수은 등의 침전물을 감소시키는 기능이 탁월해야 한다. 따라서 정수기라는 이름만 믿지 말고, 그 기능 면에서 꼼꼼히 살펴보는 것이 중요하다. 실제로 이 같은 독성 물질을 걸러주는 기능에 따라, 같은 정수기라도 그 효과가 천차만별이다.

그러므로 정수기를 구입했다면 필터를 가는 시기, 정기적인 정비 등에도 신경을 써야 한다. 일부 상점들이나 건물들에 가보면 오래되어 제대로 작동하지 않는 정수기들을 그대로 사용하는 경우가 있는데, 언뜻 오래된 정수기라고 생각이 들면 그 물은 먹지 않는 것이 상책이다. 그런가 하면 많은 이들이 병에 든 생수를 구입하여 마시는데, 플라스틱 물병은 프탈레이트(Phthalate, 플라스틱을 부드럽게 하기위해 사용하는 화학 첨가제)와 이루 말할 수 없을 정도로 많은 석유 화학 물질이 포함되어 있다.

이러한 화학 물질에 대한 동물 실험결과 수컷은 생식 능력이 떨어지고 암컷은 조기 발정과 생식 기능 장애를 일으키는 것으로 알려졌다.

호르몬계에 장애를 일으키는 화학 물질을 "내분비계 교란 물질"이라고 한다. 이 물질은 우리 몸에서 강력한 여성 호르몬인 에스트로겐과 유사한 작용을 하기 때문에 문제가 발생된다.

이 물질은 남성에게서 정자 수 감소, 성욕감퇴, 무기력 그리고 여성화를 가져온다. 프탈레이트와 그 밖의 다른 에스트로겐 교란 물질은 여성의 경우 조기 사춘기, 유방암 그리고 난소암의 급격한 증가를 불러온다.

2. 수도꼭지를 잠깐 틀어 수도관에 고인 물은 흘려보내라

수도관은 납이나 PVC 재질로 만들어져 있어 오래되면 부식되어 독성 물질이 생길 수 있다. 따라서 처음 물을 사용할 때 2~3초 정도 틀어서 부식 성분이 침전되어 있을지 모르는 물은 그대로 흘려보낸 뒤 사용해야 한다.

3. 온수는 목욕과 설거지에만 사용하라

온수와 냉수가 모두 나오는 수도관의 경우 일부 사람들은 온수를 틀어 물을 끓여 음식을 조리한다. 그렇게 하면 요리 시간이 단축되기 때문이다. 그러나 온수에는 온수를 보관하는 탱크에서 나오는 납이나 기타 오염물질들이 가라앉아 있을 가능성이 높다. 또한 뜨거운 온도 때문에 더욱 이런 물질들이 녹아 있기 쉽다. 따라서 온수는 마시거나 조리해서는 안 되며, 목욕이나 설거지 등에만 사용하도록 한다.

따뜻한 물을 마신다

우리 몸은 일정한 면역력을 가지며 활발한 생명 유지 활동을 한다. 이렇게 우리 몸이 활발하게 움직이며 몸의 나쁜 노폐물을 걸어내고 생명의 에너지를 만드는 과정을 신진대사라고 한다. 흔히 손발이 차거나 땀이 잘 안 나면 신진대사가 잘 되지 않는다고 말한다. 또한 쉽게 몸이 붓는 부종 또한 신진대사의 문제와 관련이 있다.

신진대사는 낡은 것을 새로운 것으로 교체하는 몸의 활동이라고 할 수 있는데, 이 신진대사가 활발하지 않으면 당뇨병, 심장 질환, 비만, 아토피 등 여러 신체 외적인 병들이 발생할 가능성이 높아지게 된다.

그렇다면 신진대사는 어떻게 이루어지는 것일까? 바로 우리 몸 세포가 산소를 호흡하면서 이루어지는 것이 신진대사다. 자세히 말하면 이 세포가 정상적으로 호흡을 하면 그 세포도 튼튼하고 건강하게 유지되는 것이다.

반대로 "몸에 활력이 없다.", "손발이 차다." 등의 의미는 우리 몸의 세포가 생성과 교체하는 데 어려움을 겪고 있다는 의미며, 이처럼 세포가

제 기능을 하지 못하면 면역력 또한 급격히 떨어져 몸의 여러 조절 시스템이 망가지는 결과를 낳게 된다. 우리가 흔히 겪는 아토피뿐만 아니라, 여러 성인병이나 비만도 결과적으로는 우리 몸의 세포 시스템이 무너지면서 생겨난 결과다. 이처럼 신진대사에서 가장 중요한 소단위이자 생명의 원동력인 세포는, 신진대사를 통해 우리의 건강 열쇠를 쥐고 있는 셈이다.

예를 들어 우리가 단순히 지방 덩어리라고 여기는 군살을 보자. 언뜻 살덩어리처럼 보이지만 사실상 이는 지방 세포의 군집이다. 이 같은 세포 조직은 건강과 장수를 좌우하는 중요한 열쇠다. 쉽게 말해 우리 몸 전체는 약 60조 개의 세포로 이루어져 있는데 이 세포들은 하나같이 서로 교신하고 상호 보완하며 우리 몸을 움직이는 원동력이 된다.

세포는 신경 세포와 근육 세포, 부신 세포와 지방 세포처럼 각각의 형태로 나뉘지만 서로 비슷한 것이 있는가 하면 암 세포처럼 유별난 세포도 있다. 중요한 것은 이 세포들이 각각의 움직임을 가지고 단독적인 생명체처럼 움직인다는 점이다. 물론 서로 교신도 하고 상호보완도 하지만 엄밀히 말하면 세포 하나가 하나의 도시처럼 자신을 운용하는 셈이다. 그리고 면역력이란 바로 이 각각의 세포의 활동력을 의미하며, 이 세포가 건강해야 면역력도 높아지게 된다.

그러나 우리의 생활은 어떨까?

쉽게 말해 우리는 세포 하나하나를 신경 쓸 여유도 없으며 우리의 세포에 대해서는 거의 의식도 하지 않고 살아간다. 살이 쪄서 배에 살이 붙어도 그것이 지방 '세포'라고 하는 데까지는 생각이 미치지 못한다. 세포까지 생각하기엔 우리 생활은 너무도 바쁘고 눈에 보이는 것들은 너무나 현란하다. 그러다 보니 현대인들은 자신의 몸에 대한 무관심을 넘어 스스로 성가신 병을 만들어내는 수준에까지 이르고 말았다.

그러나 여기서 생각해 봐야 할 가장 중요한 것은 세포 자체가 아니라 세포의 자생력, 그리고 우리 몸이 가진 자연적인 치유의 힘이다.

우리 몸은 일정한 온도를 유지하며 그 에너지를 통해 몸의 신진대사를 운용한다. 이때 따뜻한 온도는 필수적으로 요구되는 조항이다.

죽은 사람을 보면 가장 먼저 몸의 온기가 빠져나간다. 우리 몸에 열을 내는 난로 비슷한 것이 하나도 없음에도 우리 몸이 일정한 온도를 유지하고, 생명을 잃으면 그 온도가 식어버리는 것이 놀랍지 않은가?

이는 우리 몸 세포 하나하나가 활발히 움직이면서 우리 몸의 온도를 올리는 발열장치 역할을 하고 있다는 의미다.

즉 어떤 한 기관에서 열을 내는 것이 아니라, 몸 전체가 움직이며 열을 발생시킨다. 그리고 이 따뜻한 온도는 세포의 활발한 움직임, 더 나아가 생명을 유지키는 데 가장 중요한 역할을 한다.

예를 들어 우리는 일상적으로 차가운 음료와 물을 마시고, 몸을 차게 하는 것을 아무렇지도 않게 생각한다. 그러나 몸의 한 부위가 차가워지면 그것은 즉각 생명을 잃는 것과 다름없고 그 부분은 죽은 것처럼 부패하고 썩어가게 된다. 예를 들어 지나친 추위로 인해 동상에 걸려 얼어버린 발은 다시 회생하지 못하고 조직이 붕괴한다.

그것은 우리 내장 기관도 다를 바가 없다. 끊임없이 온도를 올리기 위해 노력하는 세포 위에 찬 물을 끼얹고 지방을 연소하기 위해 움직이는 활동을 찬 온도로 방해하게 될 경우, 지방 조직은 더 이상 그 지방을 연소하지 못하게 되고 그로 인해 세포가 굳어버려 지방 조직이 더 많이 쌓이게 되는 것이다.

다시 말해 살을 뺀다는 것은 어떤 면에서는 단순해 보이지만, 이처럼 우리 몸을 알고 그로 인해 더 현명한 방법을 찾을 수 있다는 점에서 흥미롭고 복잡한 과정이기도 하다.

그렇다면 몸을 따뜻하게 하는 다이어트 법을 간단히 실천하는 방법으로는 어떤 것들이 있을까?

많은 사람들이 잘 모르고 있지만 다이어트를 위해서는 따뜻한 차 한 잔도 도움이 된다. 수많은 다이어트 약을 먹는 것보다 따뜻한 차는 우리 몸의 차가운 기운을 없애주고 몸의 온도를 올려 신진대사를 도와주어 긍정적인 영향을 미친다.

예를 들어 우리는 평상시에는 차가운 생활과 따뜻한 생활 습관의 차이를 느끼지 못한다. 이것을 잘 느끼는 사람들은 오히려 과학적 지식이 없는 노인 분들이다. 그분들의 경우는 몸이 이곳저곳 아프면서 건강에 대해 더 절실함을 느끼고 작은 것 하나에도 예민해지는 것이다.

쉽게 말해 우리는 노인들이 건강을 위해 하려고 노력하는 것만 따라 해도 어느 정도 건강해질 수 있다. 노인들은 대개 따뜻한 것을 좋아하고 음식도 따뜻하게 해서 먹는다. 물이라고 해서 예외는 아니다. 차가운 물과 따뜻한 차가 몸에 미치는 영향이 어떤지를 몸으로 알기에 차가운 습관들을 하나씩 버리려고 하는 것이다.

몸을 따뜻하게 하는 식습관은 다른 것이 아니다. 냉장고에서 꺼낸 물을 줄이고, 따뜻한 차를 마시고, 몸과 배를 따뜻하게 하는 것이다. 또한 급격한 운동을 할 경우 오히려 열이 발산되어 배 부분이 차가워진다는 사실을 아는가? 따라서 운동도 가볍고 무리하지 않게 하는 것이 좋다. 또한 아플 때 약부터 먹는 습관 또한 약의 화학 물질이 결과적으로 몸을 차게 만드는 결과를 낳는다.

흔히 '과학기술은 차가운 것'이라고 말한다. 우리는 과학 기술의 진보를 통해 많은 것을 얻었지만 동시에 많은 것을 잃었다. 그러나 몸을 자연스럽게 바라보고 이를 받아들이는 시선은 그 어떤 과학기술보다도 오래된 인간의 생활 방식이다. 어떤 면에서 요즘 우리 생활은 보일러를 높은 온도로 틀어 놓고 집안에서 반팔로 지내다가 조금만 창문을 열어도 감기에 걸려버리는 것과 비슷하다.

몸을 따뜻하게 하는 것을 강조하는 따뜻한 물의 원리는 '냉장고의 차가운 물'로 대변되는 우리가 만들어낸 차가운 문화를 올바로 바라보고 그것을 극복하는 데 있다. 다음 장에서는 이와 연결되는 요즘 시대의 새로운 대체 의학과 그 성과에 대해 알아보도록 하겠다.

차게 마시는 습관이 실명과 화병을 불러일으킨다

먹는 식습관이 바뀌면서 우리가 앓고 있는 병도 달라졌다. 일본 면역학계를 이끌어 가는 의학 박사인 니시하라 가츠나리에 의하면, 현재 일본인들이 앓고 있는 난치병과 면역병은 모두 1926년 쇼와 시대 이후 국민소득이 늘어나면서 식습관이 바뀐 것에서 시작된다고 한다. 돈을 많이 벌기 위해 밤낮 없이 일을 하게 된 데다, 몸을 차게 하는 습관을 만드는 에어컨과 냉장고 등을 구입하면서 많은 음식을 사들이고, 더불어 찬 음료수 등을 즐겨 먹게 되면서 몸의 순환에 장애가 생겨난 것이다.

예를 들어 영하 4~5도의 아이스크림 등을 먹을 경우, 우리 피부와 뇌의 상피하조직의 세포는 치명적인 손상을 입는다. 장의 온도가 1도 정도 떨어져 36도가 될 경우 장의 백혈구가 제대로 작동하지 못해 세균과 바이러스가 살아남게 되고, 이 세균이 몸 전체로 퍼지면서 아토피성 습진과 안구 망막증 등이 발생하게 되는 것이다. 이 안구 망막증이 심해지면 시력을 잃게 되는데, 니시하라 가츠나리 박사는 몸을 따뜻하게 하는 코 호흡법과 생활 습관 지도를 시행해 많은 환자들을 시력 회복으로 이끌었다.

이 백혈구의 기능을 망가뜨리는 것은 찬 술도 마찬가지다. 요즘 일본은 찬 술을 단숨에 마시는 음주 습관이 한 요인이 되어 면역병 증가율이 높아지고 있다고 한다. 30년 전만 해도 찬 술을 단숨에 마시는 것은 점잖지 못한 행동이라 여겨져, 따뜻한 술을 조금씩 나누어 마시는 음주 습관이 지배적이었고 따라서 면역병도 많지 않았다.

찬술을 마시면 몸이 차가워지고 전신의 세포에 세균이 침투한다. 특히 이 세균이 뇌에 가서 닿을 경우 가벼운 뇌염과 간질을 앓을 수 있다. 흔히 말해 평소 찬 술을 많이 마시면 평소에도 버럭 화를 잘 내게 되고, 면역 관련 질병을 앓거나 불안 상태를 불러 온다. 찬 술이 몸 전체는 물론 뇌에까지 영향을 미치기 때문이다.

즉 차가운 음료나 술은 생활 습관병을 불러일으키는 것은 물론 면역력까지 손상시키는 만큼, 꼭 필요한 음식 보관 외에 냉장고 사용을 자제하고 따뜻한 차를 많이 마시면, 몸의 면역력 증가에 큰 도움이 된다.

세포를 알아야 다이어트 달인이 된다

현재 미국은 물론, 독일과 영국, 캐나다, 스웨덴, 일본 등 많은 선진국들에서는 우리가 말하는 생명공학의 수준이 급진적으로 발전해 왔다. 여러 생물학적, 의학적 연구 결과에 따른 신 물질 관련 특허 및 실험 등이 광범위하게 진행되고 있는 것이다.

특히 미국은 비만뿐 아니라 암과의 전쟁을 선포한 뒤, 차츰 현대의학의 한계를 인식하기 시작했고, 1970년부터는 우리 돈으로 약 300조 원을 암 예방 및 치료 연구에 투입했다. 그 결과 미국은 2000년대에 접어들면서 우리나라와는 비교할 수 없는 생명공학의 신기원을 이룩했다. 또한 비단 미국뿐만 아니라 독일 등 여러 선진국들도 비슷한 행로를 걸었다. 그러나 우리나라의 대체의학은 이 선진국들에 비해 약 20년 정도 뒤처져 있다고 한다.

최근 들어 많이 섭취하고 있는 건강기능성 식품들도 하나의 대체 의학의 결과물이라고 할 수 있다. 현재 선진국들에서는 기능성 식품 시장이 폭발적인 성장을 거듭하고 있으며, 최근 들어서는 부족한 영양소를 공급하고 보조하는 역할을 넘어 질병 치료를 위한 자연의학치료제 역할을 담당하게 된 것이다. 이처럼 기능식품들이 대중화된 데에는 다음과 같은 이유들이 있다.

첫째, 이는 우리가 먹는 지금의 음식들이 40년 전과 비교할 때 불과 절반도 안 되는 영양소를 가지고 있다.

예를 들어 1951년에 생산된 복숭아 1개가 포함하고 있는 비타민 A의 양을 다 섭취하려면 이제는 무려 53개의 복숭아를 먹어야 한다. 즉 생산량은 많아졌지만 그 질이 급격히 떨어지면서 요즘 먹거리의 영양 상태는 심각한 수준에 이르고 있다.

둘째, 환경 파괴와 무분별한 화학 비료, 첨가제의 범람으로 우리 먹거리는 이미 염색체 변화와 기형화, 더 나아가 유해 성분에 물들어 있다.

따라서 많은 음식물을 섭취할수록 몸에 쌓이는 유해 성분도 느는 만큼, 음식은 적절하게 먹고 부족한 부분은 유기농 기능 식품 등을 통해 섭취하는 것이 낫다는 이론이 제기되고 있다.

셋째, 인간이 활발한 생명 활동을 영위하려면 당연히 세포가 필요로 하는 필수 영양소 섭취가 필요하다.

그러나 위에서처럼 영양소가 결핍된 음식물로부터는 이것들을 수월하게 얻어내기 힘들며, 설사 영양가가 풍부한 유기농 식품을 먹는다 해도 스트레스 등 여러 요인으로 인해 섭취된 영양소가 제대로 공급되기 어려운 상황이 되었다.

이처럼 기능 식품들의 역할이 커지고 그 필요성이 증가하면서. 기능성 식품들도 여러 변천을 겪었다.

예를 들어 1970년대의 건강기능식품은 그저 비타민에 머물러 있었지만, 1980년대가 되자 버섯과 약초, 식물 영양분 등 허브 제품이 새로이 생겨났다. 또한 1990년대는 이른바 항산화제의 시대가 시작되었다.

인체에서 과다 생성되는 활성산소의 세포 변형을 막아 인체의 자연 치유력을 높여주는 제품들이 많이 등장한 것이다.

이 시기에는 몸의 면역력을 높이는 것이 건강한 삶의 지름길이라는 이론이 최초로 등장한 시기였다.

그렇다면 2000년대의 대체의학은 어디에 주안점을 두고 있을까?

바로 1990년대에서 발전한, 좀 더 세분화된 의미에서 세포의 면역 능력이다. 2000년대는 말 그대로 수많은 재앙들이 나타난 시기다.

전 세계를 공포로 몰아넣은 에이즈와 사스, 조류독감들은 인간의 몸이 이 새로운 질병들에 얼마나 취약한지를 보여 주었고, 더불어 암과 당뇨, 아토피, 천식 등도 대량으로 발생하기 시작했다.

그리고 이 같은 질병들의 원인이 면역 시스템의 약화와 이상에서 기인한다는 사실이 밝혀지면서, 인체의 면역 시스템을 강화하고 조절하려는 노력이 커지기 시작했다.

이제 세포 건강학은 생명과 유전자의 핵심으로 자리 잡았으며, 그로 인해 세포 건강에 대한 대중적 관심도 커지고 있다.

미국의 잡지 중 하나인 〈MIT 대학의 테크놀로지〉 2003년 2월호에 등장한 표제를 보자. 이 잡지는 "세계를 바꿀 10대 혁신 기술"이라는 주제 하에 세포의 건강과 세포의 신호 전달에 있어 당질학(Glycosmics 글라이코믹스)의 중요성을 역설했는데 그 내용이 몹시 흥미롭다.

여기서 말하는 당이란 우리가 일반적으로 말하는 설탕과는 다르다. 우리 세포는 우리 몸 안에서 단독적으로 존재하지만, 동시에 당사슬이라는 촉수 같은 기관을 통해 서로 소통하고 영양을 전달하고 신호를 교신한다.

자연계에는 무려 200여 종류의 단당류가 존재하는데, 그 중 8가지의 단당류만이 세포와 세포 간의 의사소통을 담당하는 당사슬에 영향을 미쳐 인체의 면역 기능 방어, 보호, 회복을 담당한다고 한다. 그리고 이 필수적인 영양 물질이 부족할 때 세포에 변형과 기형, 발육 저해가 일어나 암 등의 치명적인 질병이 발생할 수 있다.

최근 이 8가지 필수 당 영양소와 필수 비타민과 미네랄을 기능 식품화한 자연의학 치료제들이 등장한 것도 바로 세포 건강의 중요성을 역설하는 최근의 이론들과 관련이 있다. 이 식품들은 1996년부터 시장에 등장하면서 선풍적인 인기를 몰고 왔을 뿐 아니라 현재는 기능성 식품 이상으로 하나의 자연의학치료제로 인정받고 있다.

21세기는 이제 면역과 세포 영양의 시대로 들어서고 있다. 그간 뼈와 근육, 장기 등 굵직굵직한 인체 기관이 관심을 사로잡으면서 그 최소 단위이자 인체 생명의 신비를 간직한 세포에 대한 관심은 비교적 적었다고 할 수 있다. 그러나 최근 발견된 세포 건강에 관한 연구들은 세포 단위의 건강이 현재의 비만은 물론 난치병에도 커다란 영향을 미친다는 점이 밝혀졌다.

이제 시대는 달라졌다. 지난 시대가 몸의 유기적 기관들을 중요시 여겼다면, 이제는 건강을 회복하고 질병을 치유하기 위해서는 세포가 건강해야 하며, 이를 위해서는 세포가 필요로 하는 영양소를 공급해주고 면역을 증진시켜야 한다는 데 우리 모두의 관심이 모아져야 할 것이다.

세포를 건강하게 만드는 생활 습관 법

우리 몸의 세포는 우리 몸이 가장 편안하고 여유로울 때 활발하게 움직인다. 여기서 편안하고 여유롭다는 것은 일하지 않고 놀고먹는다는 의미가 아니라, 인위적이지 않은 자연 그대로의 것을 몸과 마음이 누리는 상태를 말한다.

또한 우리 몸의 가장 작은 단위인 세포 또한 그러한 상태에서 가장 만족하며 자신의 할 일을 해내게 된다.

그러기 위해서 우리는 우리 몸을 위해 좀 더 여유를 가지고 우리의 작은 생활 습관들을 돌아볼 필요가 있다.

즉 아침에 일어나서 눈을 뜨고 밤에 잠들 때까지 우리가 불과 100년 전만 해도 하지 않던 일을 하거나 먹지 않던 음식을 먹거나, 하지 않던 행동을 하고 있지는 않은가 고민해 볼 필요가 있다는 것이다.

다음은 우리의 세포 건강을 지키는 최소한의 규칙들을 설명한 것이다. 아마 이 목록들을 보면서 놀랄지도 모른다. 사실상 이것들은 조금만 신경을 써도 지킬 수 있는 자연스러운 것들이며, 이것만 지켜도 비만은 물론 다른 질병들을 예방하는 데 큰 도움이 된다.

1. 음식은 꼭꼭 잘 씹어 먹는다

음식을 잘 씹어 먹는 것은 근본적으로 소화 흡수율을 높이고 음식을 과식하지 않는 효과도 있지만, 그보다 더 큰 비밀이 숨겨져 있다. 잘 씹는 것이 우리 뇌의 호흡과도 관계가 있다는 점이다.

우리의 턱은 위턱과 아래턱으로 나뉘는데 위아래 턱이 있는 두개골 근육은 호흡을 만들어낸다.

우리는 음식물을 씹으면서 호흡도 하게 되는 것이다. 이때 양쪽 턱을 잘 활용해 음식을 씹게 되면 혈액의 흐름이 원활해지고 에너지를 발생시켜 머리와 얼굴 전체에 활발한 혈 흐름이 이루어지게 된다.

실제로 나이 든 노인들이 이가 빠지면서 여러 소화 장애는 물론 뇌의 세포 호흡이 잘 이루어지지 않아 기억력 감퇴를 겪는 것도 씹는 문제와 관련이 있다. 뇌 활동을 많이 하거나 졸음을 느낄 때 껌 씹는 일이 도움이 된다는 것은 이미 잘 알려진 상식이다.

이처럼 저작 활동은 우리 뇌세포가 산소를 흡수할 수 있는 통로인 만큼 씹는 활동은 매우 중요시 여겨져야 하며, 올바른 몸과 얼굴의 균형을 위해서는 씹는 턱을 양쪽 모두 번갈아 사용해야 한다.

2. 돌아눕지 않고 똑바로 누워 잔다

우리는 낮 시간 동안 직립보행을 하거나 허리를 꼿꼿이 세우고 앉아 있다. 그 동안 우리는 계속해서 중력의 힘에 저항하며 몸의 무게를 감당해야 한다. 또한 낮 시간에 중력의 무게를 감당했던 우리 몸은 밤 시간에는 피로를 풀 시간이 필요하다.

그러나 평소 한쪽으로 돌아누워 자는 습관이 있는 사람은 뼈와 장기의 휴식이 원활하지 않게 된다. 몸이 한쪽으로 쏠리면서 수면 중의 신진대사가 한쪽으로 편중되어 얼굴이나 골반, 척추 등이 미세하게 삐뚤어지게 되는 것이다.

이 같이 삐뚤어진 몸은 단순히 거기에서 그치는 것이 아니라 자세까지도 삐뚤게 하고 몸에 분포된 신경을 짓누르게 된다. 자는 모양새가 편하지 않으면 당연히 숙면을 취할 수 없게 되는데 그럴 시 대뇌피질이 충분한 휴식을 누리지 못해 신경세포의 신진대사가 느려지고 세포의 분열과 증식도 방해를 받기 때문이다.

이는 잠을 자면서도 몸이 과로하게 되는 셈이며, 따라서 누울 때는 최대한 위를 보고 눕는 것이 좋다. 만일 자기도 모르게 돌아눕는 습관이 있다면 약간 무겁고 두툼한 이불로 반듯이 누워 몸을 고정시키거나 양쪽 발목을 가벼운 끈으로 침대 양쪽에 묶어 무의식적으로 돌아눕는 것을 교정할 수 있다.

3. 찬 음식을 먹지 않는다

여름이 되면 많은 이들이 아이스크림이나 빙수, 차가운 음식을 즐긴다. 그러나 외부 온도가 아무리 더워도 인간의 몸은 일정 정도의 온도를 유지하며 그 더위를 이겨내게 되어 있다.

이 때 너무 차가운 음식이나 음료가 몸에 들어가게 되면 우리 장과 위장 같은 소화기간의 내장 근육이 차가워지고 장 근육에 있는 미주신경의 부교감신경을 통해 신경전달물질이 척수의 뉴런에 작용하면서 머릿속이 띵 하고 울리게 된다.

이런 것을 삼차신경의 한랭반사라고 하는데, 이것 자체가 장애라고 하기는 어렵지만 포유류 등 상온동물이 너무 차가운 음식을 섭취하게 되면 호흡기와 장, 그리고 뇌에도 장애를 입는다.

장 세포에는 미토콘드리아라는 세포의 중심핵이 있다. 그리고 이 미토콘드리아는 온도에 민감하게 반응하며 온도가 활동에 영향을 미친다.

이때 찬 음식이 들어오면 장 근육과 신경 세포의 미토콘드리아가 일종의 경직 상태를 겪으며 놀라게 되어, 장의 연동 운동에 문제가 생기고 면역계 전체의 약 60%를 차지하는 장의 면역계가 상처를 입게 된다.

즉 차가운 음식은 뇌 손상뿐 아니라 장 내의 면역 체계까지 흐트러뜨리며 결과적으로 세포의 면역력을 현저히 떨어뜨리게 되므로, 여름에도 가급적이면 냉장고 사용을 자제하고 음료나 맥주 등도 지나치게 차게 먹지 않도록 한다.

4. 편안한 운동을 한 뒤 명상을 즐긴다

우리 체온조절과 수면리듬, 호흡과 순환, 소화관의 운동을 관장하는 자율신경 세포는 수면이나 명상처럼 긴장이 이완된 상태에서만 피로를 회복한다.

평소 생각이 많아지면 우리 뇌는 대뇌피질의 신경 세포가 활발히 움직여 골격근 시스템이 작동하면서 몸의 근육이 뻣뻣해지고 신진대사도 방해를 받는다.

크게 긴장을 하거나 심경이 복잡할 때 어깨와 목 근육이 뻣뻣해진 경험이 다들 있을 것이다. 그럴 때 가벼운 맨손체조 등을 하면서 머리를 비우는 것은 긴장을 풀고 세포의 신진대사를 돕는 최고의 약이다.

또한 운동을 하고 난 뒤에 단 10분이라도 명상을 하는 것 또한 큰 도움이 된다.

우리 몸의 신진대사는 커다란 소음이나 너무 밝은 빛, 춥거나 너무 더울 때 방해를 받으므로, 조용하고 온도와 빛이 적당한 곳에서 눈을 감고 마음과 몸의 긴장을 풀면 된다.

내 몸에 친밀한 다이어트 비법

지금까지 우리는 세포의 건강이 곧 활발한 신진대사를 불러오고 그것이 우리 몸의 기본적인 건강을 지켜낸다는 점을 알게 되었다. 그렇다면 이런 세포 건강이 비만에는 어떤 영향을 미칠까?

세포가 건강하면 기초대사량이 증가한다. 즉 몸의 에너지 소비를 증가시킴으로써 체중 증가를 억제할 뿐 아니라 지방 세포에 지방이 굳어서 쌓이는 것을 막아 주게 되는 것이다. 그리고 이 같은 세포의 활성화는, 비만뿐만 아니라 많은 만성 질환을 치료하는 하나의 생명 연장의 열쇠로 관심의 대상이 되고 있다.

2003년 게놈이 해독되면서 생명 과학 분야에서 세포의 교신 기관인 당사슬이 새로이 주목받기 시작했다.

이 당사슬은 4개 문자로 이루어진 단순한 암호인 DNA보다 복잡한 정보를 가지고 있어 발견이 어렵다. 또한 독감의 감염이나 암의 전이 등 질병의 메커니즘에도 관여하고 있다. 그리고 이 당사슬 연구가 더 진전되면, 이제까지 알려지지 않았던 생명 현상을 밝히거나 새로운 치료약을 개발할 수 있다고 한다.

여기서 당사슬은 우리가 흔히 알고 있는 당류가 아니다. 우리가 흔히 듣는 A, B , O, AB 등 4종류의 혈액형을 기억하는가? 이 혈액형의 알파벳은 적혈구 표면의 당사슬 모양에 따라 분류된다.

즉 이 당사슬이 바로 '세포의 얼굴' 인 셈이다.

그렇다면 이 당사슬은 어떤 역할을 할까?

당사슬은 당들이 사슬 모양으로 엮인 형태로 에너지원이 되고, 세포와 세포가 커뮤니케이션을 하는데 중요한 역학을 하는 동시에, 고속으로 정보를 전달하는 신경 구조에도 영향을 미친다. 더 나아가 당사슬은 여러 질병에도 관계하고 있다.

예컨대 암세포에서는 일반적이지 않은 변형된 당사슬이 발견된다. 즉 이 세포의 얼굴을 이해하게 되면 생명 현상을 밝히거나 새로운 치료약을 만드는 것도 가능해질 것으로 전망된다.

이 중에서도 특히 '복합당질' 은 아주 중요한 역할을 한다. 복합당질이란 단백질과 지질에 당사슬이 결합된 형태를 말하는데, 사람의 몸 안을 보면 단백질들 중 50퍼센트 이상에 당사슬이 덧붙여져 있다고 한다.

이 당사슬은 세포의 표면에 돌기처럼 돋아나 세포 사이의 커뮤니케이션에 관여한다. 마치 사람이 얼굴로 서로 알아보듯 세포는 당사슬을 통해 서로를 인식하는 것이다.

예컨대 면역 세포인 '백혈구' 가 몸 안의 문제를 발견하는 것도 바로 이 당사슬을 통해서다. 혈관을 굴러다니면서 세포 표면에서 돋아난 당사슬을 더듬어 몸의 문제를 파악하는 것이다. 만일 염증 등 이상이 일어날 경우 이 당사슬은 모양이 비틀리거나 달라진다고 한다. 그러면 백혈구도 이상이 있다는 것을 파악해 면역 세포를 모으게 된다.

그렇다면 당사슬과 질병들 사이에는 어떤 관계가 있을까?

예를 들어 독감 바이러스와 에이즈 바이러스 등은 세포의 당사슬을 목표로 삼아 우리 몸에 들어온다.

즉 당사슬과 바이러스가 만나지 않으면 감염이 이루어질 수 없다. 따라서 이 부분을 연구해 둘 사이의 결합만 막을 수 있다면 에이즈에 대응할 수 있을지 모른다.

실제로 최근 당사슬 메커니즘을 이용한 에이즈 약 연구가 이루어지고 있고, 더 나아가 앞으로는 더 많은 바이러스에 대한 치료약의 개발이 가능해질 것이다.

암도 마찬가지다. 암이 된 세포에는 특수한 당사슬이 나타나는데, 간암, 췌장암 등 암의 종류에 따라 모두 다르다.

이 때문에 요즘은 그 암이 어떤 유형의 암인지를 조사하는 데 당사슬이 이용되고 있다. 악성 암에서는 기형적 당사슬이 출현하는데, 암의 당사슬 모양을 바꿔 전이를 막는 연구가 점점 그 가능성이 열리고 있다. 생쥐 실험을 통해 기형 당사슬에 당사슬을 하나 더 추가해 그것을 '좋은' 당사슬로 바꿔 암세포 성질을 변화시키는 데 성공한 것이다.

이처럼 세포에는 우리가 짐작도 하지 못했던 놀라운 모습들이 숨겨져 있고, 세포의 건강이 우리 질병에도 크게 관여한다. 다시 말해 우리의 건강에 대한 기준도 이제는 바뀌어야 한다.

가장 작은 단위를 건강하게 가꾸면, 전체적인 건강에 도움이 될 뿐 아니라 비만과 질병에도 강한 몸을 만들어준다는 점에서 세포 건강에 대한 위의 발견은 우리의 몸에 대한 인식을 새롭게 하고, 나아가 근본적이고 기초적인 몸 단위를 돌봐야 한다는 주장에 힘을 실어준다.

지금껏 우리는 다이어트에 목을 매면서까지 건강과 날씬한 몸을 가지고자 악전고투를 해왔다. 그러나 당사슬의 발견을 통해 세포 건강 이야기는 겉만 화려한 다이어트로는 결코 건강도 비만도 해결할 수 없다는 점을 보여준다.

즉 내 몸에 가장 친밀한 다이어트는 우리의 세포 단위까지 건강하게 만들 수 있는 식생활, 생활 습관에서 시작되어야 하며, 이처럼 몸에 친밀한 다이어트를 하려면 몸 전체를 바라보는 안목을 가지되, 우리 몸의 건강에 가장 근본적 단위인 세포와 같이 세밀한 부분까지 놓치지 않으려는 노력 또한 필요할 것이다.

똑 소리 나는
다이어트 규칙

더 이상 공허한 주장은 듣고 싶지 않다

지금까지 우리는 다이어트에 대한 모든 것을 확인했다. 지금까지의 여정에서 무언가 다이어트에 대한 생각이 바뀌었다면, 이 책을 충분히 가치 있게 활용한 셈이 될 것이다.

지금껏 이 책에서 제시한 여러 이야기들은 더 이상 자신의 몸을 괴롭히는 다이어트는 건강에도 살 빼는 데도 유효하지 않다는 것을 충분히 보여주었다.

현재 현대의학의 한계를 인정하고 보다 몸과 협력적이고 유기적인 치료를 선호하는 방향으로 흘러가고 있는 세계적인 비만 치료의 물결도 바로 위와 같은 견지에서 이해될 수 있다.

독한 화학물질로 몸을 괴롭히고 면역력을 떨어뜨리는 것보다는 본연의 몸이 가진 자연 치유력과 그에 도움이 되는 치료법을 바탕으로 치료를 도모하는 쪽이 훨씬 더 나은 결과를 가져온다는 것을 깨달았기 때문이다.

또한 살 빼기가 단순히 많이 먹거나 움직이지 않아서 생긴 결과가 아니라, 우리 몸과 생활의 불균형으로 인해 밸런스가 깨짐으로써 이 모든 사태가 발생하게 되었다는 것도 알게 되었을 것이다.

그렇다면 이제는 다이어트를 그만 둬야 하는 걸까? 물론 그렇지 않다. 건강하지 않은 다이어트를 지양하고, 건강한 다이어트를 하자는 것이다.

우리에게는 더 이상 선택의 여지가 없다. 비만한 사회에서 비만한 식탁, 비만을 부르는 환경 속에서 살고 있으며, 그 외의 환경오염과 화학물질의 범람 등 수많은 위해 요소들에 둘러싸여 있다. 이런 시기에 다이어트는 단순히 살을 빼는 것을 넘어 우리의 근본적인 건강을 돌아보고 그것을 지켜내는 일이 되어야 한다.

실제로 살을 빼는 것, 건강해지는 것, 사실 이 중에 어느 것이 먼저라고 말하기는 어렵다.

건강하면 당연히 살이 찌지 않으며, 살을 잘 빼면 몸도 건강해지기 때문이다. 따라서 이제는 건강과 살 빼기라는 두 가지 목표를 동시에 잡고, 생활 습관에서도 이 두 가지를 모두 고려해야 한다.

물론 이는 결코 쉬운 일이 아니다. 수십 년간 해왔던 식단이나 생활 습관을 한꺼번에 바꾼다는 것은 분명히 고된 노력을 필요로 한다.

실제로 우리는 지난 10년 간 수십, 수백 가지 다이어트의 홍수에 휩쓸려 온 왔다. 그로 인해 잃은 것이 많았음에도 지금도 각성은커녕 점점 더 많아지는 다이어트 식단과 프로그램의 유혹 앞에서 결연해지가 쉽지 않다. 또한 몸의 근본부터 개선하고 나아가 생활 전체를 바꿔야 한다는 주문도 어렵게 느껴질 수 있다.

그러나 여기서 나는 한 가지 사실을 이야기하고자 한다. 지금껏 엉뚱한 다이어트에 쏟아 부은 노력을 이 근본적 개선에 투자했다면, 그보다 훨씬 좋은 효과를 거둘 수 있었다는 점이다.

많은 것을 깨닫고 알았다고 해도, 노력이 동반되지 않는다면 결코 날씬하고 건강한 사람이 될 수는 없다. 이제 필요한 것은 실천이며 하루하루 노력을 쌓아가는 일이다.

물론 이런 다이어트들은 단시간 내에 만족할 만한 결과를 볼 수 없을지도 모른다. 그러나 우리는 부자가 되기 위해, 더 좋은 직장을 잡기 위해, 매일 같이 수많은 노력들을 하고 산다. 하물며 우리의 인생에서 가장 중요한 건강을 회복하는데 노력없이 얻으려 들지는 않을 것이다.

그럼에도 아직도 몸을 바꾸기에는 너무 늦었거나 어렵다는 생각이 든다면 한 가지 사실을 되새겨 보자. 우리 몸은 우리 자신보다 정직하다는 점이다.

우리 몸은 항상 좋은 것을 원하며, 나쁜 것을 경계하고 싫어한다. 우리 몸이 무언가를 벅차다고 느낄 때, 그것을 해결해 주지 않는다면 몸은 자연스레 병들고 창백해진다. 그것은 우리가 스스로 몸을 내팽개치고 유기하는 행동과 다름없다.

우리 자신이 우리 몸을 병들게 만들고 있는 것이다.

물론 우리는 우리 의지대로 마음껏 먹고, 마음껏 즐길 수 있다. 또한 필요하면 반짝 다이어트를 하고 나머지 시간은 나 몰라라 할 수도 있다. 그러나 그것이 남겨주는 결과는 결국 비만과 괴로움뿐이다. 그렇다면 여러분은 어떤 길을 택할 것인가?

앞으로도 계속 같은 방식을 고수해 우리 몸을 괴롭힐 것인가? 아니면 새로운 시도를 통해 다시금 몸과 공생하고 즐겁게 살아가는 길을 찾을 것인가?

다음은 우리 몸을 돌보는 건강한 다이어트를 위해 필요한 열 가지 계명들이다. 앞으로 다이어트를 하기 전에 반드시 이 부분을 펼쳐들고 하나씩 꼼꼼히 챙겨서 살펴야 할 것이다.

만일 아래의 열 가지를 모두 만족시키는 다이어트라면 설사 전문가들이 말린다고 해도 시도하라. 정말로 그 다이어트가 당신의 삶을 지금과는 또 다른 삶으로 안내하게 될 것이다.

다이어트 십계명 따라하기

다이어트에 원칙을 가지면 몇 가지 좋은 점이 있다.

첫째, 그 자신이 다이어트에 대한 기본적인 규칙을 가지고 다이어트를 대하게 되므로 보다 진지한 고민을 통해 다이어트에 임할 수 있다.

둘째, 이런 원칙들은 변종처럼 등장하는 수많은 유행 다이어트들을 가늠하고 판단하는 잣대가 되므로 쉽사리 휩쓸리지 않게 된다.

셋째, 다이어트 원칙은 하나의 뼈대로서 다이어트 중간에 어려움에 부딪쳤을 때 그것을 이겨내는 힘이 된다.

다음은 다이어트가 가지는 열 가지 원칙, 즉 다이어트 십계명이다.

다이어트를 시작하거나 시작할 예정이라면 반드시 숙지하고 자신이 추구하는 다이어트가 여기에 걸맞은지 한번쯤 더 점검해 보고 시작해도 늦지 않을 것이다.

1. 무리한 목표를 잡지 말라

평소에 전혀 운동을 하지 않던 사람이 체중을 줄이겠다고 매일 1-2시간 씩 운동하는 계획을 세운다고 치자. 또한 하루에 밥을 3공기 이상 먹던 사람이 갑자기 하루에 1공기만 먹겠다는 무리한 계획을 세운다면 오래 가기 어렵다. 따라서 일상적으로 실천할 수 있는 것부터 시작하고, 차츰 강도를 늘려가야 한다.

예를 들어 출퇴근길에 버스 한 정거장 걷기, 하루 한 끼 식사량을 1/3 줄이기, 밀크커피를 녹차로 바꿔 마시기 등 손쉽게 실천할 수 있는 운동이나 식사 조절 목표를 먼저 세우고, 이것에 익숙해지면 다른 도전들을 구체적으로 세우는 것이 효과적이다.

2. 내 몸과 친한 다이어트를 하라

살 빼는 약은 과도한 화학 성분으로 인해 우울증이나 폭식증 등 심각한 부작용을 불러올 수 있으며 지방흡입 수술 역시 시술 시 몸에 상처를 입힐 뿐 아니라, 자칫 큰 위험이 따르고 시간이 지나면 요요현상을 불러온다. 게다가 이 모든 것은 일시적인 효과를 낼 뿐 근본적인 대안이 될 수 없다. 몸이 바뀌어 살이 찌지 않는 체질이 되려면 몸의 흐름에 맞는 순환적이고 친화적인 다이어트가 필요하다.

화학 성분이 지나치게 남용되는 다이어트, 몸에 상처를 입히는 다이어트, 지나친 절식으로 인해 몸을 혹사시키는 다이어트는 미련 없이 버리고 뒤돌아서라.

3. 몸의 바탕부터 바꿔라

아무리 단기간 살을 뺐다고 해도 몸 전체가 바뀌지 않으면 그 효과는 일시적일 수밖에 없다. 다이어트를 할 때는, 단기간의 체중 변화에 집착하지 말고 보다 넓고 장기적인 시야로 전반적인 몸의 변화를 도모해야 한다.

물론 몸의 바탕부터 바꾸려면 생활과 식단의 장기적인 조절이 필요할지도 모른다. 그러나 이는 평소 해왔던 안 좋은 습관을 버리는 일로써, 일단 안정적으로 습득하게 되면 장기 지속이 가능해짐으로써 무리 없이 살을 뺄 수 있게 된다.

4. 살 안찌는 사람에게서 배워라

우리는 항상 역할모델이나 모범을 보고 배우고, 그렇게 되기 위해 노력한다. 다이어트도 크게 다르지 않다.

무턱대고 다이어트에 돌입하기 전에 살이 잘 찌지 않고 건강한 사람을 모델 삼아 모니터하고 관찰하다 보면 그 사람과 나의 차이를 알게 되고, 그것이 보다 효율적인 플랜을 짜는 데 도움이 된다.

또한 살 안찌는 사람들의 특성과 심리 상태, 음식에 대한 태도들에 관심을 가지고 지속적으로 배워가다 보면 자연스레 잘못된 습관을 교정할 수 있는 동기가 부여된다.

5. 균형 잡힌 영양 섭취에 힘써라

건강한 다이어트 식단은 칼로리 면에서 뿐만 아니라, 영양 면에서도 적절한 균형을 이뤄야 한다. 우리가 흔히 다이어트 식단에서 빠뜨리지 않는 신선한 야채와 덜 정제된 곡물, 단백질 음식 등은 바로 일상적 영양 균형과 다이어트 관계를 잘 보여 준다.

다이어트란, 한번에 식단을 확 줄이거나 갈아엎는 것이 아니라 평소 먹는 음식을 균형 잡힌 다이어트 식단으로 바꿔가는 일인 것이다.

그러나 현실적으로 매일같이 훌륭한 다이어트 식단을 섭취하는 것은 여간 어렵지 않다. 이럴 때는 부족해지기 쉬운 영양소를 보충해주는 기능성 식품이 큰 도움이 된다.

기능성 식품도 비타민, 단백질, 필수당분 등 여러 종류가 있는데 이 중에서 자신에게 맞는 것을 적절하게 선택하자. 또한 일상적으로 복용하는 데 의의를 두어야 하는 만큼 지나치게 비싼 것을 구입할 필요는 없다.

6. 지금이 아닌 미래를 생각하라

어떤 일을 성취하려면 그에 대한 강력하고 구체적인 동기 부여가 필요하다. 내가 왜 다이어트를 하려고 하는지를 생각해보고 구체적인 이유들을 종이에 써서 벽에 붙여 놓도록 한다.

그리고 살이 빠지면 어떤 점이 어떻게 달라지고, 그때는 어떤 새로운 일을 시도할 것인지 등 미래와 관련된 생각을 글로 적어보는 것도 좋다. 많은 이들이 식사 일기를 쓸 때 먹은 음식과 운동량만 적지 않고 살을 빼고 싶은 동기를 함께 적을 때 그 효과가 크다고 말한다.

다이어트는 결국 자신과의 싸움이며 이를 잘 해내려면 미래에 다가올 보상을 구체적으로 떠올리는 것이 절제와 인내에 도움이 되기 때문이다.

7. 중도에 실패하더라도 실망하지 말라

지금껏 여러 번 언급했지만 다이어트 성공률은 1%가 채 되지 않는다. 즉 100명이 도전해도 그 중에 한 사람만이 간신히 성공할까 말까이다.

첫 번째 시도에서 실패했다고 해서 좌절하거나 괴로워할 필요는 없다. 분명히 그 다이어트가 실패한 원인이 있었을 것이고, 여기서 할 일은 괴로워할 시간에 그 원인을 찾고 분석하는 것이다.

우리는 역경을 이겨내면서 더 강해진다. 다이어트의 중도 실패는 분명히 거쳐야 할 역경 중에 하나이며, 한번 이겨내면 더 현명한 다이어트를 할 수 있는 힘을 얻게 된다.

이 실패를 통해 내가 1%의 성공한 사람이 되겠다는 여유로운 생각을 가져라.

8. 몸이 변하는 것을 즐기면서 하라

건강한 다이어트를 하게 되면 굳이 체중계에 매일 올라가 보지 않아도 스스로의 몸이 변하고 있다는 것을 느끼게 된다.

못 입었던 옷들이 쑥쑥 들어가고 벨트의 칸을 하나 더 당겨서 채우게 될 때, 나아가 아침에 일어나는 것이 개운해지고 몸이 가볍다는 느낌이 들 때, 누군가로부터 "와, 예뻐졌네!"라는 칭찬을 들을 때, 안색이 맑아져서 따로 화장이 필요 없다고 느껴질 때, 이 모든 기쁨들을 마음껏 누리고 즐겨라.

다이어트는 때로는 절제와 인내라는 시련을 주지만 동시에 그것을 참고 이겨냈을 때 그 이상의 선물을 안겨준다.

자신의 외모와 생활, 더 나아가 삶이 바뀌는 것을 즐기게 되면 다시는 살찌는 삶으로 돌아가고 싶지 않다는 생각이 들고, 그것이 더 건강한 삶으로 나아가게 하는 원동력이 된다.

9. 평생 동안 지속하라

많은 이들이 다이어트에 효과를 보려면 최소 3개월에서 6개월을 지속해야 한다고 말하지만 이는 틀린 말이다.

다이어트는 엄밀히 말해 평생 해야 하는 것이다. 단기간 내에 뺀 살을 유지하기 위해서는 그 생활 습관을 그대로 이어가야 하기 때문이다. 다시 한 번 강조하지만 다이어트는 얼마나 오래 할 수 있는가가 중요하다.

평생 동안 다이어트를 지속할 수 있는 방법은 한 가지다. 바로 무리하거나 지치지 않는 다이어트를 하는 것이다.

10. 가까운 사람과 함께 하라

뚱뚱한 사람은 대개 그 가족들도 비만의 요인을 가지고 있다. 실제로 부부 중에 한 사람이 뚱뚱하면 그 배우자도 살이 찔 가능성이 높다는 연구 발표도 있다.

이처럼 비만은 주변 사람에까지 영향을 미친다. 가족과 함께 가정 전체의 식단의 변화를 꾀하고 생활 습관을 함께 고치면 두 배의 시너지 효과를 낼 수 있을뿐더러, 어려울 때 서로를 독려하고 조언을 줄 수 있다.

실제로 한 가정의 식단이 바뀌면서 가족 전체의 건강이 증진한 사례도 적지 않다. 만일 가족과 함께 있지 않다면 연인이나 친한 친구, 직장 동료와 함께 다이어트를 계획해도 좋다.

다이어트 상식에 대한 질문과 답변

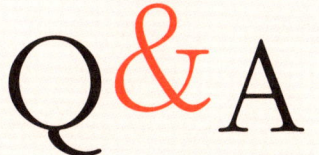

Q : 다이어트를 하면 수분과 단백질이 많이 손상된다고 하는데, 다이어트를 할 때 꼭 고기나 단백질 음식를 먹어 단백질을 보충해야 하나요?

A : 다이어트 시에 영양 섭취를 골고루 하는 것은 아주 중요한 문제입니다. 그러나 질문에 대한 대답을 먼저 하자면, 단백질 음식을 먹는다고 해서 몸 안에서 단백질이 형성되는 것은 아닙니다.

단백질은 단백질 자체가 아니라 음식에 포함된 아미노산을 통해 만들어 지는 것입니다.

따라서 단백질이 단백질로부터 잘 만들어지려면 아미노산이 풍부하고 그 아미노산 활용도가 높은 음식이어야 합니다. 단순히 고기 한 조각을 먹는다고 그것이 몸 안의 단백질로 간다는 것은 거짓말이지요.

아미노산은 총 23가지인데 이중 15가지는 몸에서 생성이 가능하지만 필수 아미노산 8가지는 반드시 음식에서 얻어야 합니다. 그런데 이 아미노산들은 고기뿐만 아니라 식물에도 풍부하게 함유되어 있습니다.

예를 들어 바나나, 당근, 옥수수, 배추, 오이, 완두콩, 감자, 고구마 등에도 풍부한 필수 아미노산들을 함유되어 있습니다. 커다란 초식 동물들이 풀만 먹고도 튼튼한 근육과 기름진 몸을 가질 수 있는 것도 식물에 그 같은 지방과 단백질, 아미노산이 풍부하게 함유되어 있기 때문입니다.

최근 들어 단백질과 필수 아미노산 섭취가 꼭 필요하다고 해서 매끼마다 고기를 섭취하는 경우가 있는데 이는 틀린 것입니다.

아미노산은 식물과 곡물에도 풍부하게 들어 있는 만큼 균형 잡힌 식단으로 세 끼만 적당히 먹어도 단백질 결핍에 걸릴 이유가 없습니다. 따라서 다이어트 시에도 굶지 마시고 적당한 섭식을 하시고 억지로 고기를 먹을 필요는 없다고 보면 됩니다.

Q : 농약이 든 채소는 화학적 칼로리가 높아 다이어트에 좋지 않다고 들었습니다. 이 농약들을 제거하는 법을 알고 싶습니다.

A : 우리가 흔히 먹는 과일과 채소에는 여러 농약, 유통 과정에서 보존료 등이 첨가됩니다. 이런 독성 물질이 체내에 많이 쌓이면 자칫 큰 병에 걸릴 수도 있지요.

가장 좋은 방법은 유기농 · 무농약 농산물이나 자연식품, 제철 음식을 먹는 것이 좋지만, 여의치 않을 때는 농약과 각종 보존료를 없애는 제독법을 알아두면 좋습니다.

식초와 베이킹파우더 등을 이용해 흐르는 물에 채소류와 과일류를 씻는 방법이 보편적인 제독법으로 알려져 있습니다.

그러나 최근 연구 결과에 의하면 흐르는 물보다는 수돗물에 채소, 과일을 모두 담가 손으로 저으면서 세척하는 것이 잔류 농약을 제거하는 데 효과적인 것으로 밝혀졌습니다.

충분한 수돗물에 채소를 넣고 손으로 저으면서 세척하는 '담금물 세척'은 물과 접촉하는 빈도 및 시간이 길어서 농약 제거 효과가 높고 흐르는 물에 비하여 물 사용량 및 세척 시간도 절약됩니다.

특히 채소류를 씻을 때 식초, 소금, 숯 등을 넣어주면 농약 제거에 도움이 된다고 알려져 있지만 이는 이론적으로 근거가 없고, 연구 결과 수돗물로만 세척한 것과 비슷했다고 합니다. 다만 시중에서 팔고 있는 과일 전용 세정제들은 성분이 설탕과 식초 등 먹어도 안전하며 농약 제거 효과도 적지 않고 깨끗이 씻겨나가므로 사용을 권할 수 있겠습니다.

또한 과일 중에서 왁스를 씌우는 대표적인 과일인 오렌지와 사과 등은 소주로 표면을 닦으면 왁스 성분의 상당량이 씻겨 나가며, 배추나 양배추 같은 야채들은 반드시 겉껍데기를 벗기고 먹는 것이 좋습니다.

Q : 고기에도 화학 물질들이 첨가된다고 하는데 고기를 먹지 말아야 할까요?

A : 많은 분들이 야채의 농약에는 민감하게 반응하면서 고기를 먹을 때는 주의하지 않는 것이 사실입니다.

사실상 고기 역시 야채나 과일들은 별 다를 바 없이 많은 화학 물질들이 투입됩니다.

예를 들어 축산업자들을 도살할 동물을 좋은 값으로 팔아넘기기 위해 페니실린, 항생제, 오염을 제거한 하수구 찌꺼기로 만든 사료, 살찌우는 약, 방사선 핵 처리물 등을 사료나 주사 약 등으로 사용합니다.

또한 죽은 고기 빛깔을 빨갛게 만들고 부패를 막는 화학 처리도 들어갑니다. 심지어 일부에서는 소의 무게를 늘리기 위해 시멘트 먼지까지 먹인다는 보도가 나온 적도 있습니다. 사실상 이런 화학 처리를 하지 않는 고기를 구하는 것은 쉽지 않습니다. 설사 친환경 사육법으로 사육된 고기를 먹는다 해도 가격이 만만치 않습니다.

따라서 최선의 방법은 고기를 자주 먹지 않는 것이며, 먹더라도 화학 성분이 침투해 쌓이는 지방 부분을 잘라내고 콩이나 기타 야채를 함께 먹어, 유해 성분의 중화와 배출을 도와야 합니다.

Q : 밤에 일하는 습관이 몸에 배여 불면증이 심합니다. 다이어트를 위해 생활 습관을 바꾸려는데 불면증은 어떻게 해결해야 할까요?

A : 많은 분들이 불면증 때문에 건강한 생활 리듬을 깨는 경우가 있습니다. 밤에 일하는 습관이 많고 낮 시간에 지나치게 스트레스를 받으면 수면장애가 오기 때문입니다. 그래서 수면제를 먹기도 하는데 그것은 좋은 방법이 아닙니다.

물론 적당한 운동이 피로를 몰고 와 수면을 돕기도 하고, 수면을 도와주는 음식들도 있지만, 기본적으로 불면증을 완벽히 고치려면 역설적으로 잠을 자지 않는 것이 최선의 방법입니다.

우리 수면중추는 알아서 작동을 하는 기관인데 억지로 잠을 자려 하면 오히려 그 기능에 장애가 생깁니다.

따라서 침대에 누워도 잠이 오지 않는다면 애써 자려 하지 말고 48시간 정도 깨어 있는 것이 좋습니다. 이처럼 48시간 정도 잠을 자지 않으면 오히려 몸이 노곤하고 자신도 모르게 잠이 오며 적은 시간을 자도 피로가 풀리는 느낌이 듭니다.

자기 전에 책을 읽거나 텔레비전 보는 것을 금하시고 주말에 시간을 잡아 이틀 정도 잠을 피하도록 해 보십시오. 또한 잠을 못 자면 안 된다는 강박이야말로 수면의 적인 만큼 편한 마음으로 임하셔야 합니다.

Q : 파래, 김, 미역, 해초로 다이어트를 하려고 하는데, 해초로 식초를 만들어 쉽게 음용할 수 있는 음료가 있다는데 효과가 있을까요?

A : 다이어트를 할 때 보조적인 기능식품을 잘만 이용하면 영양 균형을 이루어 여러모로 이점을 얻을 수 있습니다.

최근 들어 인구의 노령화 및 질병 예방에 대한 관심이 증가하면서 스포츠 음료, 일상 음료로 마시는 웰빙 식초가 인기를 끌고 있습니다. 석류, 복분자, 고구마와 현미 식초, 흑미 식초 등이 대중적입니다.

이 중 흑미 식초가 많은 사랑을 받고 있습니다. 그 중 파래, 미역, 김 등의 해초 역시 풍부한 영양소와 미네랄이 많아 다른 식초들 이상으로 우리 몸에 도움이 되는 식품입니다. 그러나 해초 식초의 경우 흑미 식초보다 유기산 함량이 35% 이상 높고, 칼슘과 마그네슘 함량도 40% 높습니다. 또한 해초에는 채소의 식이섬유와 비슷한 해산물 식이섬유가 많아 장 운동을 활발하게 해서 변비 등을 개선하는 데 도움을 줄 수 있고, 음료형으로 만들어지는 제품들은 비타민C, 비타민 B1, 타우린, CMC 등 유용한 영양분을 첨가할 수 있어 영양 면에서도 뛰어난 효과를 볼 수 있습니다.

참고로, 제품을 선택하실 때는 각 제품에 들어 있는 영양소를 비교 및 가격 면에서 적합한 것을 고르는 것이 중요합니다. 너무 부담이 되는 고가의 제품보다는 일상적으로 음식과 함께 먹을 수 있는 간편하고 저렴한 제품을 구매하시는 것이 좋습니다.

Q : 평소 혈당이 높은 밀가루 음식을 많이 먹는데 다이어트를 시도하려 합니다. 어떻게 하면 밀가루 음식을 줄이고 건강한 식습관을 되찾을 수 있을까요?

A : 밀가루로 만들어진 면이나 빵, 도넛 등은 반찬을 골고루 먹는 밥에 비해 그 한 가지만 먹게 되므로 영양 불균형이 되기 쉽습니다.

또한 정제 탄수화물로 이루어져 혈당치가 높아지고 인슐린 분비가 과다해져 살이 찌기 쉽습니다.

또한 금방 배가 꺼지기 때문에 허기가 와서 결국 다른 밀가루 음식을 또 찾게 됩니다.

밀가루에 중독된 입맛을 가진 분들은 대개 밀가루 자체 때문이 아니라 거기에 첨가되는 자극적인 맛에 길들여진 경우가 많습니다.

따라서 다른 대체 재료들로 밀가루 음식처럼 풍부한 맛을 내면 밀가루 중독에서 벗어나기 쉬워집니다. 이를테면 라면 대신 쌀국수를 먹고, 빵은

호밀로 만든 빵을 먹는 식입니다.

또한 밀가루 음식을 먹게 된다면 소량만 먹고 치즈나 우유 등을 함께 먹으면 인슐린 과다 분비를 막을 수 있습니다.

또한 나가서 사먹는 밀가루 음식은 절대로 집안에 들이지 않는다는 생각으로 밀가루 음식 외식을 줄이는 것도 중요합니다.

정 먹고 싶다면 밀가루를 직접 사와 집에서 조리해먹되 냉장고에 쌓아두지 않도록 필요한 만큼만 구입해 보관하면 차츰 밀가루 음식을 줄일 수 있습니다.

Q : 한꺼번에 식단을 바꾸었다가 몇 번 실패한 사람입니다. 식습관을 바꾸려고 하는데 대체 어디서부터 시작해야 할지 모르겠어요.

A : 수십 년 간 가져온 식습관을 한꺼번에 바꾸는 것은 누구에게나 힘든 일입니다. 또한 무리하게 식단을 바꾸게 되면 많은 스트레스를 불러와 오히려 좋지 않은 영향을 미칠 수 있습니다.

일반적인 생각과는 달리 식단 조절은, 우선 가장 바꾸기 쉬운 것부터 바꾸는 것이 효과적입니다.

예를 들어 하루에 세 끼를 두 끼로 줄일 수는 없지만 평소 좋아하던 밀크 커피나 초컬릿을 녹차와 과일로 바꾸는 것은 좀 더 쉽습니다.

흔히 전투를 할 때 상대의 가장 약한 부분을 잘 간파해 치고 드는 전술을 가장 훌륭하게 여기듯이, 내가 제일 손쉽게 공략할 수 있는 부분을 잡아서 공략하면 다이어트 성공률도 현저히 높아집니다.

또한 이처럼 하나씩 식단을 천천히 바꾸면서 성취감을 느끼면, 다음 단계로 나아가는 데 큰 심리적 도움이 됩니다.

Q : 저는 보통 체격보다 다소 통통한 편입니다. 최근 들어 마른 사람이 더 장수하고 건강하다는 이야기가 있어 다이어트를 시도하려고 합니다. 정말 마른 사람이 더 건강하고 오래 사나요?

A : 물론 과도한 비만은 건강을 해치는 것이 사실입니다. 비만은 당뇨병을 비롯해 심장 질환, 신진대사 장애 등 많은 질병을 불러옵니다. 이런 질병들은 정상 체중의 사람들보다 비만인 사람들에게 훨씬 많이 나타나지요.

하지만 마른 사람이 비만인 사람보다 훨씬 건강하다는 의학적 견해는 없습니다. 오히려 지나치게 마른 사람들은 대개 몸의 면역력이 약하고 기초 체력이 떨어지는 경향이 있습니다.

또한 마르는 것을 좋아해 자꾸 다이어트를 하다가 거식증 등의 질환을 앓기도 합니다.

따라서 오래 살거나 건강하게 살고 싶어서 마른 사람이 되겠다는 생각은 위험한 것입니다. 그보다는 적절한 체중과 살집을 가지고 균형 잡힌 삶을 살겠다는 마음을 가지시고, 체중이 정상 체중에서 많이 벗어나 있지 않고 복부비만이 진행되지 않은 상황이라면 가벼운 운동과 폭식을 조절하는 정도의 가벼운 다이어트만으로 충분할 것입니다.

Q : 임신 중인 산모입니다. 최근에 살이 너무 쪄서 집밖에 잠시 오가는 것도 힘들 정도입니다. 산모도 다이어트를 시도할 수 있나요? 아기에게 무리가 가지는 않을까요?

A : 산모가 살이 찌면 그다지 심각하게 여기지 않는 경우가 많은데 과체중인 산모는 여러모로 엄마에게도 아이에게도 안 좋은 영향을 미칩니다.

일단 과다한 지방이 분만을 방해해 자연분만이 아닌 제왕절개를 하게 될 가능성도 높아지고 과체중 산모는 모유가 적게 나와 수유를 일찍 중단하게 되어야 할 수도 있습니다. 12kg 이상 몸무게가 불었다면 과체중 아이를 낳을 가능성도 있습니다.

따라서 지나치게 살이 쪘다면 여러 영양소를 섭취하되 천천히 양을 줄여 과식하지 않고 대신 식사의 질을 높이는 식이요법이 필요한데, 임신 중에는 특히 가공 처리되거나 화학조미료가 들어간 음식을 피해야 합니다. 이 음식들은 태아에 안 좋은 영향을 미칠 뿐 아니라 쉽게 과식을 하게 만듭니다.

또한 임신 중에 가벼운 일과 수영, 가볍게 걷기 등 몸에 무리가 적은 운동을 하게 되면 과도한 체중 증가를 막을 수 있습니다. 임산부들 중에 주변 가족 분들이 계속 먹을 것을 권해 더 살이 찌는 분들이 적지 않게 계신

데, 다이어트를 시작할 때 아이와 엄마의 건강을 위해 다이어트를 시작했다는 사실을 주변에 충분히 알림으로써, 억지로 음식을 권하는 일을 줄이시는 것도 필요합니다.

Q : 다이어트 중인데 평소 먹던 음식을 너무 먹고 싶을 때가 있는데, 조금 먹는 것도 문제가 될까요?

A : 많은 다이어트 식단들이 식단을 엄격히 제한하고 그것을 먹으면 큰일이 날 것처럼 묘사하곤 하는데, 사실 가끔씩 조금 먹는 음식은 아주 해로운 것만 아니면 우리 몸에 큰 영향을 미치지 않습니다.

문제는 이런 음식을 다이어트 중에 자주 섭취하지 않고, 그것을 먹을 때 첫째, 양을 줄이고, 둘째, 그 독성이나 악영향을 줄일 수 있는 다른 음식을 함께 배합하는 식으로 그 피해를 최소화하는 것입니다.

따라서 어떤 음식을 먹고 싶어 신경이 예민해질 정도라면, 차라리 그 음식을 소량 먹고 마음을 진정시키는 것이 좋습니다. 대신 자신이 일주일에 몇 번 그 음식을 먹고 싶었고, 그래서 일주일에 몇 번이나 얼마만큼 먹었는지를 기록해 자신의 입맛의 변화를 체크하고 다스리려는 노력이 필요합니다.

잘못된 다이어트 상식에 현혹되지 말라

누구나 한번쯤 도전해 보는 다이어트, 말도 많고 탈도 많은 다이어트, 해 봤자 살만 더 찌는 다이어트, 돈을 들여야 성공하는 다이어트….

지금껏 우리에게 다이어트는 그 긍정적인 면보다는 부정적인 면이 부각되어 인식되어 온 것이 사실이다.

그리고 결코 즐거울 수 없는 그 지옥 같은 다이어트를 견뎌왔는데도 우리 몸의 살들은 여전히 든든하게 그 자리를 버티고 있다. 지금까지 살펴본 바에서도 알 수 있듯이, 이 같은 전 국민적인 다이어트 실패 뒤에는 많은 요소들이 존재하고 있다.

비만을 죄악시 하고, 마른 사람을 칭송하고, 외모가 아름다워야 더 대접받을 수 있다는 삐뚤어진 생각들, 더 많은 사람들로부터 더 많은 돈을 걸어 들이고자 하는 기업들과 병원들, 자기 몸을 돌볼 수 없을 정도로 바쁜 생활, 일상적으로 쌓이는 스트레스 등등 다이어트를 이른바 '나쁜 것'으로 만드는 요소는 너무나 많았다.

그러나 이 수많은 다이어트의 장애물 속에서도 긍정적이고 즐거운 다이어트를 해나가는 것이 불가능한 것만은 아니라는 사실을 알아야 한다. 절대적으로 자기 주관을 가지고 원칙과 기본을 충실히 지키는 것이 중요하다.

행복한 다이어트는 건강한 삶, 그 자체다

우리는 다이어트에 대해 너무 많은 고민을 한다. 여러 방법들을 시도하고, 그것이 안 되면 또 다른 다이어트를 한다.

그러나 다이어트는 우리 생활의 결과물인 만큼 생활을 바꾸지 않고는 성공하기 힘들다.

행복한 삶을 영위하고 그 안에서 규칙적인 생활 습관을 가지면 별다른 다이어트가 필요하지 않을지도 모른다.

심지어 행복한 사람은 맛있는 음식을 먹는 것보다 더 행복한 일들을 많이 알고 있다. 그러니 음식에 기대어 그것으로 자신의 슬픔이나 박탈감을 보상하려고 들지도 않는다. 그런 이들에게 다이어트는 어리석고 소모적인 일처럼 느껴진다.

진정 다이어트에 성공하려면, 역설적으로 다이어트가 필요하지 않은 삶을 살아야 한다.

물론 여러 부정적 환경 속에서 자신만의 줏대를 가지고 건강한 삶을 꾸려가는 것은 쉽지 않다.

그러나 한 걸음 한 걸음 작은 것들부터 지켜가다 보면 지금껏 무질서했던 삶에 작은 규칙을 만들어 갈 수 있고, 그것이 또다시 삶에 다른 행복한 규칙들을 세우게 된다.

살찌지 않은 몸은 성실한 삶을 의미하며, 조급하지 않은 마음 상태를 의미한다.

삶을 넘치지도 부족하지도 않게 균형 잡히게 끌어가는 사람들이 살이 찌지 않는 것도 바로 이 같은 삶의 자세를 가지고 있기 때문이다.

이제 다이어트를 약에서, 병원에서, 프로그램에서 찾을 필요는 없어졌다. 이제 건강한 다이어트란, 건강한 삶 그 자체라는 것을 알게 되었기 때문이다.

지금이 바로 실천할 때다

아무리 좋은 책도 읽어야 소용이 있고, 아무리 좋은 마음가짐도 실천이 따르지 않으면 쓸모가 없다.

이 책에서 읽고 배운 것들은 실천을 위해 존재하는 것들일 뿐 머릿속에만 넣어서는 아무 쓸모가 없다. 갑자기 모든 것을 바꾸지 않아도 좋다.

인간은 늘 과정 속에서 새로운 목표를 세우고 더 나은 것을 지향한다. 단지 지금 당장 할 수 있는 것부터 차근차근 해나가면 된다.

만일 혼자 해나가는 것이 어렵게 느껴진다면 이 책의 도움과 함께, 더 나아가 주변 사람들의 도움을 받아라.

그리고 그들과 같이 해나가라. 어쩌면 여러분은 다이어트를 하면서 뚱뚱해서 하지 못했다고 생각하는 많은 것들을, 사실은 뚱뚱해도 할 수 있었다는 것을 깨닫게 될지도 모른다. 그러나 동시에 여러분은 또 한 가지 중요한 사실을 알게 될 것이다.

건강해서 하지 못했다고 생각하는 일을, 건강해지고 나니 할 수 있게 되었다는 점을 말이다.

당장 1주일에 3kg를 빼겠다는 생각을 버리고 건강한 바탕에서 새롭게 시작한다는 마음으로 모든 것을 계획하라.

즐거운 마음으로 임하는 다이어트는 괴로운 다이어트보다 가치 있고 훌륭한 것임을 믿고, 모든 것을 즐기면서 시작하면 된다.

2008년 12월

이준숙

참고도서 및 문헌

리처드 쿠닌(Richard A. Kunin) / 메가뉴트리션

라이너스 폴링(Linus Carl Pauling) / 비타민 C와 감기, 인플루엔자

알렉산더 슈와스(Alexander G. Schauss) / 영양과 범죄행동

앤드류 웨일(Andrew Weil, M.D.) / 내츄럴 메디슨

앤드류 웨일(Andrew Weil, M.D.) / 치유하는 마음 치료하는 힘

와타나베 마사오 / 미네랄 영양학

임상비만학 / 대한비만학회 / 고려의학

우리 아이 건강하게 날씬하게 / 대한가정의학과 소아비만연구회, 나눔신경정신과의원 / 한미의학

소아 청소년 비만 / 대한가정의학과 소아비만연구회, 나눔신경정신과의원, Walter Burniat 외 저, 강지현 외 편 / 학지사

우리아이 날씬하게 / 남재현 / 북키앙

The CRIRO Total Wellbeing Diet / Dr. Manny Noakes, Dr. Peer Clifton Penguin

Congnitive Behavioral Treatment of Obesity a Clinician's Guide / Zafra Cooper Christopher, G. Fairburn Deborah, M. Hawker

체중 조절을 위한 생활양식 상담방법 / Wolf 저, 비만연구회 편 / 미시아

비만상담기법 / 아다치 요시코 저, 김영설 편 / 노보컨설팅

식사장애 / M. Siegel 외 저, 이영호 외 4인 편 / 학지사

Human Development throughout the Life Cycle; Synopsis of Psychiatry / Kaplan & Sandock / Williams & Wikins

재치영양사 사이트 / www.yori.co.kr

식사처방 지침서 / 카톨릭대학교 성모병원

생활 속의 영양학 / Wardlaw 저, 김미경 외7인 편 / 라이프사이언스

무공해생활 베스트셀렉션 / 편집부 / 무공해생활

차라리 아이를 굶겨라 / 다음을 지키는 엄마 모임 / 시공사

현대인의 생활영양 / 박태선, 김은경 / 교문사

식사요법 / 모수미 외 7인 / 교문사

리덕틸과 함께 하는 체중감량 프로그램 / 한국 런 프로그램위원회

존 R. 리(John R. Lee) / 의사도 모르는 호르몬 밸런스

몸을 살리는 의학 몸을 죽이는 의학 / 윤승일 / 북라인

다이어트 절대하지 마라 / 로버트 슈워츠 / 샘터

약이 병을 만든다 / 이송미 / 소담

리빙그린/그레그 혼/사이언스 북스

약이 사람을 죽인다 / 레이 스트랜드 / 웅진리빙하우스

대한민국 병원 사용 설명서 / 강주성 / 프레시안북

의료가 병을 만든다 / 아보 도오루 / 문예출판사

3일만에 읽는 몸의 구조 / 타노이 마사오 / 서울문화사

뜨거운 물 단식의 기적 / 김종수 / 정신세계원

내 생애 마지막 다이어트 / 박원숙 / 랜덤하우스

세포의 반란 / 로버트 와인버그 / 사이언스 북

청소년 비만탈출 프로젝트 / 오동재 / 북드림

아침 바나나 다이어트 / 하마치 / 넥서스북

나는 지금 다이어트 중입니다 / 조원장 / 디자인하우스

내몸 개혁 6개월 프로젝트 / 유태우 / 김영사

다이어트 불변의 법칙 / 하비 다이아몬드 / 사이몬북스

완벽한 다이어트가 있을까? / 미셸오트큅베르튀르 / 민음in

의학 상식 오류 사전 / 베르너 바르텐스 / 민음in

내 몸 사용설명서 / 마이클 로이젠 / 김영사

항아리 몸매 탈출하기 / 메릴린 그렌빌 / 전나무숲

내몸을 되살리는 친환경다이어트 / 폴라 베일리 헤밀턴 / 북센스

살이 쪄서 불편해 / 남정혜 / 넥서스 주니어

사상 최고의 다이어트 / 지나 콜라타 / 사이언스 북스

누구나 10kg 뺄수 있다 / 유태우 / 삼성출판사

"일본자료" /식물은 훌륭하다.식물은 대단하다 / 라이프사이언스

인체를 지배하는 메커니즘 / 잡지 / 뉴튼 하이라이트

글리코 누트리셔널스 / 잡지

의사가 당신에게 알려주지 않는

다이어트 비밀 43가지

1판 1쇄 발행 · 2009년 1월 5일

지은이 · 이준숙 지음

발행인 · 이용길

발행처 · MOABOOKS **모아북스**

총괄기획 · 정윤상 편집위원 · 최성배 홍보 · 안희섭

영업 · 권계식 관리 · 윤재현 본문 디자인 · 이룸

출판등록번호 · 제 10-1857호

등록일자 · 1999. 11. 15

등록된 곳 · 경기도 고양시 일산구 백석동 1332-1 레이크하임 404호

대표 전화 · 0505-627-9784   팩스 · 031-902-5236

홈페이지 http://www.moabooks.com   · 이메일 moabooks@hanmail.net

ISBN 978-89-90539-50-2   03510